うつ病快復のエッセンス

——うつ病から幸せな人生を見つける方法——

著
赤穂依鈴子

星　和　書　店

Seiwa Shoten Publishers

2-5 Kamitakaido 1-Chome
Suginamiku Tokyo 168-0074, Japan

Recovery from Depression

by

Eliko Ako

はじめに

この本は、私がうつ病と診断されてから、九年間の体験と生活をもとに、うつ病の寛解[*1]方法をまとめたものです。

世の中には、うつ病について書かれた本は、たくさんあります。うつ病についての解説や過ごし方、治療法など、主に精神科の医師が書かれた本が多いですね。最近では、患者さんご自身や、ご家族の体験談が書かれた本も出版されています（私も、エッセイ『バニラエッセンス─うつ病からの贈りもの─』（星和書店、二〇〇九）と、主治医の荒井秀樹先生との共著『DVDで学ぶみんなのうつ病講座』（星和書店、二〇〇九）を出版しました）。

＊1　寛解とは医学用語で、完治していなくても症状がほぼ消失し、安定してよい状態が保たれていることをいいます。

私が患者として知りたかったことは、うつ病からの快復[*2]、寛解のさせ方、治し方など具体的な治療法でした。

しかし、なかなかはっきりとした治療法が見つからず、いろんな方法を自分のカラダで試しながら、経過観察や分析をしてきました。その結果、うつ病の寛解方法を見つけて、寛解することができました。現在の私は、ピア・サポート活動、講演活動、執筆をしながら、日常生活を送っています。うつ病の再発の不安もありません。

そこで、本書では、私が見つけた**赤穂流、うつ病からの寛解方法**を、皆さんにご紹介します。「うつ病から快復したい」「元気になりたい」と願うなら、ぜひ試してみてください。そして、皆さんにも、寛解の日を迎えてほしいと想[*3]います。心から笑って、人生を送ってほしいと思います。

本書が、皆さんの人生のお役に立つことを願っています。患者さんのご家族、精神科の先生、看護師、医療従事者の皆様にも、ぜひ読んでいただきたいと思います。患者の心情や症状を理解していただき、患者さんを支える皆さんにも、お役立ていただけたらと思います。

私は、うつ病と真剣に向き合い過ごしてきたら、「幸せな人生」というおまけまでついてきました。「赤穂流、うつ病の寛解方法」＝「幸せな人生を送る方法」なのです。

うつ病になれる人は、幸せな人生を送るチャンス、素質があります。幸せな人生を送るための切符が、手元にあるのだとイメージ（想像）してください。うつ病になってしまうのではなく、**うつ病になれる人**なのです。うつ病になれる人とはどういう人なのか、「うつ病になれる三カ条」として次に示します。

うつ病になれる三カ条

一　優しくて、温かな人
二　純粋で、繊細な人
三　細いけれど芯のしっかりした、責任感のある人

＊2　本書では、
回復＝病気が治り元に戻る
快復＝不安や哀しい気分、億劫《おっくう》さがなくなり、ココロやカラダが快くなる状態
として、赤穂流の用語として使い分けました。

＊3　本書では、
想い・想う＝ココロが感じる想い
思い・思う＝アタマで考える思い
として、使い分けました。

今私は、うつ病になれた自分を誇りに想えるようになりました。そして、今現在の私が大好きです。「大好き」って言えるようになりました。皆さんも、目の前の貴重な人生のチャンスを活かしてください。このチャンス（うつ病）は誰にでも訪れているわけではありません。うつ病になりたくても、なれない人もいるのです。うつ病になれる三つの条件を持ち合わせた方にだけ、訪れているチャンスなのです。

うつ病は、一人ひとり、症状が違う病気です。私の方法が、すべての患者さんにピッタリと当てはまるものではないかもしれません。本書を参考に、アレンジしてみてください。オリジナルの快復方法、寛解方法が見つかり、快復、寛解されることを心より願っています。そして、寛解、幸せな人生のご報告をお待ちしております。

二〇一一年三月

赤穂依鈴子

もくじ

はじめに iii

うつ病の発症から寛解まで ……… 1

寛解するために ……… 5

ご家族や周囲の方へ 8

患者（私）から見たうつ病の解説 ……… 11

脳折（脳が骨折しているイメージ） 11

脳炎（脳が炎症を起こしているイメージ） 13

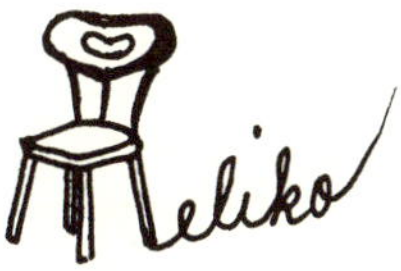

脳科学を用いたうつ病の解説　15

誰でもなりうる、うつ病……………………23

うつ病のタイプ……………………27

性格による分類　30
すぐにキレるタイプ　30
やわらかなタイプ　32
病気を言い訳にできるタイプ　33
空気が読めないタイプ　34
年代別の分類　35
赤穂型うつ病　36

うつ病から快復するには……………………45
うつ病からの快復方法　45
入門編―静養　49
主治医選び　49
通院と服薬　53
初級編―脳のトレーニング　56
病気を理解する　56
自己否定へのブレーキのかけ方　58
中級編―ココロを感じる　61
素敵な自分に気づく　61
人生をイメージする　71
上級編―ココロのトレーニング　76
人間関係を見直す　76
幸せの感覚　81

プロフェッショナル（達人）編　84
ココロが疲れない過ごし方　85
ライフスタイルの見直し　88
快復のためのトライアングル……………… 101
うつ病の検査　104
寛解のためのトライアングル……………… 109
願望　110
夢と願望の違い　111
希望　113
決意　114
行動　114

おさらい …… 117

なぜうつ病になるのか …… 123

幸せな人生への切符 125

人生のターニングポイント 128

幸せな人生の地へ到着 131

願えば願う 136

感謝と戦闘態勢 139

あとがき 147

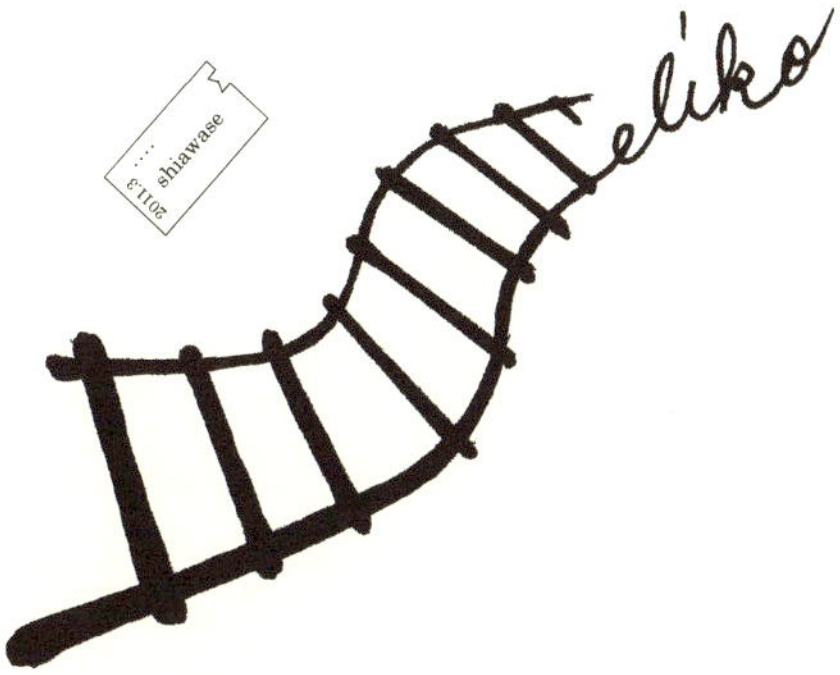

1

うつ病の発症から寛解まで

私の自己紹介を兼ねて、私がうつ病の発症から寛解するまでの経緯を、簡単にお伝えします（詳しくは、『バニラエッセンス―うつ病からの贈りもの―』（星和書店、二〇〇九）をお読みくださいね）。

私がうつ病を発症したのは、二〇〇一年七月でした。正確に言いますと、「治療」を開始したのがこの時ですが、発症していたのは、いつなのか定かではありません。

当時の私は、ストレスでいっぱいだったのですが、そのストレスに気づかず、一生懸命頑張っていました。頑張っている自分にも気づかず、気がついたら「うつ病」と診断され、治療を始めることになったのです。ストレスは、無見（味）無臭で、気づきにくいのです。

「最近、ストレスがいっぱい」と、言えている人は、自覚や予防ができている人なのかもしれません。むしろ「大丈夫だから」と、いつも笑顔で言っている人や、弱音を吐かないで、周囲からは元気そうで悩みを持っていないように見える人ほど、うつ病を発症しているように思います。

そもそも「ストレス」とは、何でしょうか。辞書（携帯電話〈ソフトバンク〉「明鏡モバイル国語辞典」大修館書店）で調べると、「物理的、精神的な刺激（ストレッサー）によって引き起こされる生体機能のひずみ。また、ひずみに対する生体の防衛反応」と書かれています。いわゆる、ストレッサーに対するカラダの悲鳴、カラダからの合図でしょうか。

当時の私は、結婚十年目。子どもの喘息《ぜんそく》治療、夫婦の価値観の違いやすれ違いを、日々感じながらも、平凡な日常生活を送っていました。そこへ、二〇〇一年二月、（元）義父が筋萎縮性側《きんいしゆくせいそく》索硬化症《さくこうかしよう》と診断されました。今後の治療や看病などについて、家族会議を何度も行っていました。その二カ月後、主治医から義父にも病名を告げられました。その数日後に、義父は、自ら人生の幕を下ろしてしまいました。その直後、（元）夫がうつ病を発症して、その看病に加え、自死直前の少年に遭遇するという出来事など、数カ月の間に、いろんなことが続けて起こり、精神的な刺激もたくさん受けていました。私の「ストレス＝生体の防衛反応」は、ギリギリ、糸一本、線一本ぐらいの細さで働いていたのだと思います。このような状況でも、カラダの悲鳴、合図にも気づいていませんでした。

私の最後の糸を切ってしまったのは、自死をした少年に対する近所の人のひと言でした。

「ここで（投身自殺）しなくてもね。自分のところですればいいのに。いい迷惑よね」

当時、私は兵庫県宝塚市にある十四階建てのマンションの十二階に住んでいました。亡くなった少年は、隣のマンションに住む少年でした。人の死に対して、「いい迷惑よね」のひと言が、私の最後の糸を切ってしまったのです。当時も、治療中にも気づきませんでしたが、今寛解して、うつ病の原因を探ると、この言葉にたどりつきます。人が発した言葉で、私はうつ病を発症してしまったのです。

その言葉を聞いた翌日から、私のカラダや言動に、異変が起こりました。私は自分の太ももに鉛筆を数回刺すという、自分でも理解できない自傷行為を起こしてしまい、その日以来、心療内科への受診が始まったのです。実は、それ以前から、カラダの異変には気づいていたのです。急に悲しくなり涙があふれたり、洗濯物がためないと泣き出したり、「あれ？　最近の私、どうしたんだろう」とは感じていましたが、その時、ようやく自分のカラダとココロの悲鳴に気づくことができたのです。

しかし、二年間治療していても、うつ病は治りませんでした。うつ病を治すために、十一年間の結婚生活を卒業（離婚）して、十八年ぶりに故郷の富山へ戻ったのです。

帰郷してから七年、寛解の日々を、ようやく迎えることができました。発症してから寛解するまでの九年間が、長いのか短いのかと聞かれると、長さではなく、経験の重さというか、人生の太さを感じられた、貴重な時間です。この九年間の体験、うつ病の経験は私の人生の宝物です。

寛解するために

まずはじめにくれぐれも申しておきますが、私の経験であり、医学的な見解ではありませんので、予めご承知おきください。

うつ病が治ることを、完治とは言わずここでは「寛解」[*4]と言います。うつ病を寛解させるためには、まず快復[*5]させることです。うつ病の経過には、快復時期と寛解時期と二期、二段階あります。快復させるためには、休養と服薬とココロのバランスを整えることが有効です。寛解させる

＊4　iiiページの＊1参照
＊5　vページの＊2参照

ためには、ココロの鍛錬《たんれん》が必要になってきます。

うつ病から回復することを、私は「**快復**」という漢字で表現します。「治る」というより「心地よい」や「快い」と感じた時に、体調の良さを実感するので、あえて「快復」という漢字を使います。

うつ病から快復し、寛解するためには、うつ病を理解すること。自分のカラダの病状を理解して、病気を受け入れることが必要です。私は、病気を理解するために、自分がどんな病名で、それはどんな病気なのかを知りたくて、専門書を四冊読みました。その結果わかったことは、専門書を読むと体調が崩れる、うつ状態がひどくなってしまうということです。ですから、私は専門書を読むのを、やめることにしました。体調をくずしてしまう理由は、書かれている言葉や文章が専門的で、一般人でうつ状態の私には、難しくて理解しにくく、脳のエネルギーを使いすぎてしまったからだと思います。病気の解説が難しくて理解できず、余計に混乱して疲れてしまいました。きっと、その四冊は患者向けに書かれた本ではなく、医療関係者や専門家を目指す学生さんたちが、スキルアップをするために読む専門書だったのだと思います。脳が弱っているうつ病患者や、ご家族が読む本ではないのだと思います。そのことに気づいてからは、うつ病の悪化予防のため、専門書を読まないことにしました。

しかし、うつ病から快復するために、まずはうつ病をアタマで理解する、もしくはイメージすることは必要です。ですから、患者の目線で、簡単なやさしい言葉で、私の体験や体感を交えて、うつ病について説明したいと思います。

私は、うつ病を理解して、イメージできたことで、病気やこれからの人生に対する不安を軽減させることができました。病気に対する不安が軽減したことで、安心感が生まれ、快復のスピードも速くなりました。

私は、理屈っぽいというか、アタマで理解するというか、脳が理解しないとスッキリしないのです。スッキリと理解して、納得できないと、ものごとに対して、一生懸命に取り組むことができないのです。ですから、うつ病に対しても、いろんなことに例えて、想像して、私なりに理解してきました。自分のカラダで起きている病気のことを、まずは脳がスッキリと理解して「治療をしよう」という決意ができたのです。病気をアタマで理解して、ココロで受け入れられたから、快復して寛解できたのだと思います。

ご家族や周囲の方へ

うつ病からの快復や寛解に、ご家族や周囲の方の理解と協力の仕方によって、効果に差が生じます。是非、ご家族や周囲の方にも、うつ病について知識を高めていただけたらと思います。

講演会で、家族や周囲の方から「患者に対して、どのように接したらよいでしょうか？」という質問をよく受けます。患者への接し方で、よく知られている注意点として『頑張れ！』と言わない」があります。でも、私は平気でした。同じ頑張れという言葉でも「（一緒に）頑張ろう、頑張りましょう」と言われた時、とても嬉しくなりました。同じ言葉でも、温かな想いやりのこもった言葉は、快復に効果がありました。

そこで、私（＝患者）から、ご家族や周囲の方へ、接し方のお願いが五つあります。

ご家族や周囲の方へ―五つのお願い

一　大きな声、早口で話をしない。

二　微笑みを絶やさない。
三　会話ではなく、ココロのこもった挨拶をする。
四　ストレスをためて、イライラしない。
五　うつ病が治ることを、疑わない、諦めない。

以上に気をつけていただければ、患者さんの快復のスピードも速くなると思いますので、ご協力をお願いいたします。うつ病の快復には、長い時間がかかります。ですから、ご家族や周囲の方も頑張りすぎず、リラックスして、患者さんのサポートをしていただけたらと思います。気分転換、ストレス解消を忘れないで、心身共に健康で過ごしてくださいね。そして、この本で患者さんと一緒に、うつ病の理解を深めていただけたらと思います。

患者（私）から見たうつ病の解説

私は、うつ病をいろんな状態に想定してきましたので、ご紹介したいと思います。ここでご紹介する病名は、想像しやすいように、私が作ったものです。医学的な病名ではありません。

脳折（脳が骨折しているイメージ）

まずは、脳が骨折していると想像してみてください。脳の組織は骨ではないので、**脳折**とでも言いましょうか。

骨折した時は、骨がくっつくまでギプスなどで固定します。骨がくっつくまで安静にしている時間が必要です。骨がくっつきかけている時に無理をすると、骨がずれてくっついたり、再び折れたりします。骨がくっついてギプスが外れると、しばらく使っていなかった筋肉を動かすリハビリを行います。

スポーツ選手が骨折した場合、ギプスをしたまま、ランニングしたり練習したりするでしょうか。試合に出るでしょうか。選手生命を考えて、慎重に治療をして、練習や試合へ出場はしないでしょう。

私は、うつ病も、骨折と同じ要領で治療をすればいいと考えました。脳が折れたら（実際に折れているわけではないのですが）まずは、安静・静養が必要です。脳にギプスをすることはできませんが、ギプスをつけていると想像します。見えないギプスをつけている時は、休業（休職・休学）して静かに休みます。自宅療養や入院をして、脳を使わないような環境で生活します。そして、脳が少し回復してきたら、徐々に脳の機能を使い、リハビリを始めます。考えたり、本を読んだり、外出したり、知人に会ったり、リハビリ出勤をしたり、家事をしたりします。

しかし、私もそうでしたが、うつ病への理解ができていないため、リハビリなしで元の生活を送ろうとする人が多いのです。そのため、復業（復職・復学）に失敗して、再発する人が少なくないのだと思います。周囲の人も、焦って快復させようとします。散歩へ誘ったり、完璧な体調での復職を求めたりするのです。骨が折れて見えないギプスをしているのに、本人も無茶をするし、周囲も無茶を言うのです。

脳が元の状態になり機能を取り戻すには、長い時間とリハビリが必要なのです。私の場合、ギプスが取れるまでは、二カ月くらいだったでしょうか。でも、リハビリなしで復業をしてしまい、何度も脳折を繰り返してしまいました。しっかり脳がくっつくまで四年くらいかかり、そして、リハビリを行い、寛解するまで九年かかったのです。

脳炎（脳が炎症を起こしているイメージ）

次は、脳が炎症を起こしているというイメージです。これをここでは**脳炎**とよびます。うつ病の原因は、ストレスだと言われています。皆さんも、ご一緒に想像してみてください。

うつ病以外に、ストレスを抱えてかかる病気は何でしょうか。思いつく病気は、胃炎、胃《い》潰瘍《かいよう》、十二指腸炎などでしょう。人は、カラダの弱いところに症状が現れるのです。胃が弱い人は胃炎になりやすく、私の場合、胃は強いのですが、脳が弱いので脳炎を起こしてしまったのです。脳に炎症を起こしている程度のうちにちゃんと治療を始めていたら、脳に穴が開くほどの**脳潰瘍**にまでならなかったのかもしれません。

あなたは、胃炎を起こしたら、どのようにして治療しますか？　気合や頑張り、根性、やる気で治しますか？　おそらく、胃薬や抗生物質を飲んで炎症を抑えるでしょう。決して、飲むのは風邪薬ではないと思います。胃潰瘍になると手術まで必要になることもあります。脳炎も、胃炎と同じように治療をすればいいのです。決して、気合や頑張り、根性、やる気では治りません。脳に効くお薬、抗うつ薬を服薬すると、大変効果的です。胃薬を飲むことに抵抗がありますか？風邪薬を飲むことに抵抗がありますか？　胃潰瘍や風邪を治したいと思うから、聞き慣れているから、見慣れているから——いずれにしても、胃薬や風邪薬は抵抗なく服用できます。私は脳炎（うつ病）を、治したかったので、抗うつ薬への抵抗をなくして、服薬してきました。服薬することへの抵抗がなくなると、快復のスピードも速くなりました。

私が治療を始めた頃は、抗うつ薬の服用に抵抗を感じていて、何度も服薬を途中でやめてしまいました。服薬の中断を繰り返した結果、私の体調はどんどん悪くなり、言葉が出なくなるといった症状が出てしまいました。治りたいのに、治したいのに、なぜ治らないの、という焦りと悔しさが交錯していました。そして、なぜ治らないのかを、じっくり考えて、この脳炎をイメージすることができたのです。

人間の行動は、すべて脳が司《つかさど》っています。手を動かす。まばたきをする。歩く。話す。いろいろな行動は「〜したい」という意思が脳に送られ、脳からカラダに指令がいき、行動に現れています。その間、いろいろな神経が使われます。運動神経が傷ついたら、歩けなくなったり、手を動かせなくなったり、立てなくなったりします。私が話せない、言葉が出ないのは、話す神経が傷ついている、もしくは炎症を起こしているのだと、想像したのです。言葉が出なくなったことで、うつ病を「病気」だと、ようやく受け止めることができたのです。そして「病気だから治療しよう」と、決心することができたのです。うつ病の基本的な治療法は、脳の炎症が治まるまで、抗うつ薬を継続することです。

脳科学を用いたうつ病の解説

「脳科学」という専門分野、用語が出てきたのは、いつからでしょうか。一時期、よく「脳科学」という言葉を耳にしました。

そんな中、私が脳科学に興味をもったきっかけは、脳科学について放送された、ある二つのテレビ番組放送でした。

一つは、フジテレビの「奇跡体験！アンビリーバボー」という番組で放送されたアメリカのある女性のお話でした。彼女は交通事故に遭い、片腕を切断してしまいました。切断して腕がないのに、彼女は、痛みで眠れない日々を過ごしました。そのことを主治医に話すと、主治医は「腕がなくなっても、脳が、なくなった腕の痛みを記憶していて、『痛い』という感覚をあなたに伝えているのです」と説明したというような内容でした。

もう一つは、毎日放送（富山では、チューリップテレビ）で放送されたドラマ、木村拓哉さん主演の「ＭＲ．ＢＲＡＩＮ（ミスター・ブレイン）」でした。このドラマでは、人の記憶や習性、癖《くせ》から起こる行動を、脳科学を用いて説明していました。

この二つのテレビ番組を観て、うつ病も脳科学的に解説できれば、理解しやすいと思いました。人間の脳について知ることができたら、うつ病の症状も理解しやすく、納得しやすいと思いました。そして、興味の力を借りて、脳科学の本『最新脳科学で読み解く脳のしくみ』（サンドラ・アモット、サム・ワン著、三橋智子訳、東洋経済新報社、二〇〇九）を購入して読みました。「興味」というも

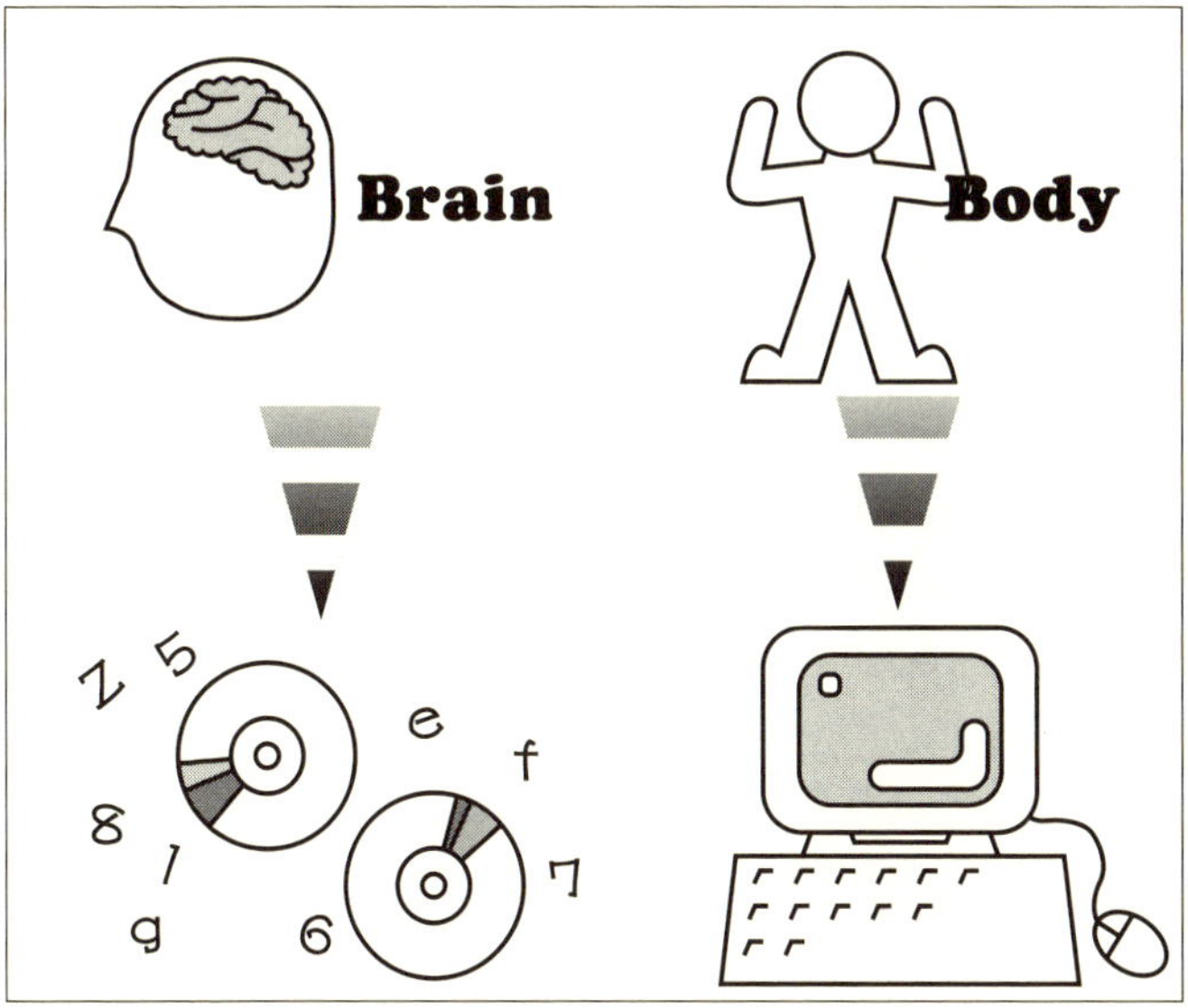

イラスト1

のは、すごい力ですね。読書が好きではない私に、二センチ以上も厚みがあり小さな文字が羅列する、教授という肩書きの方が書かれた、難しそうな本を買わせて読ませてしまうのですから。そのようにして脳に興味を持った私は、うつ病を脳の回路の故障だとイメージしたのです。

人間の脳は、私が想像していた以上に、すごい機能を持っていました。体験したことを記憶させて、それを分析して、感情や行動という結果を表すのです。そこで、イメージすることが好きな私は、人間のカラダをパソコンのハードウェア（機器）に、脳をソフトウェア（プログラムやデータ）に置き換えて想像してみることにしました

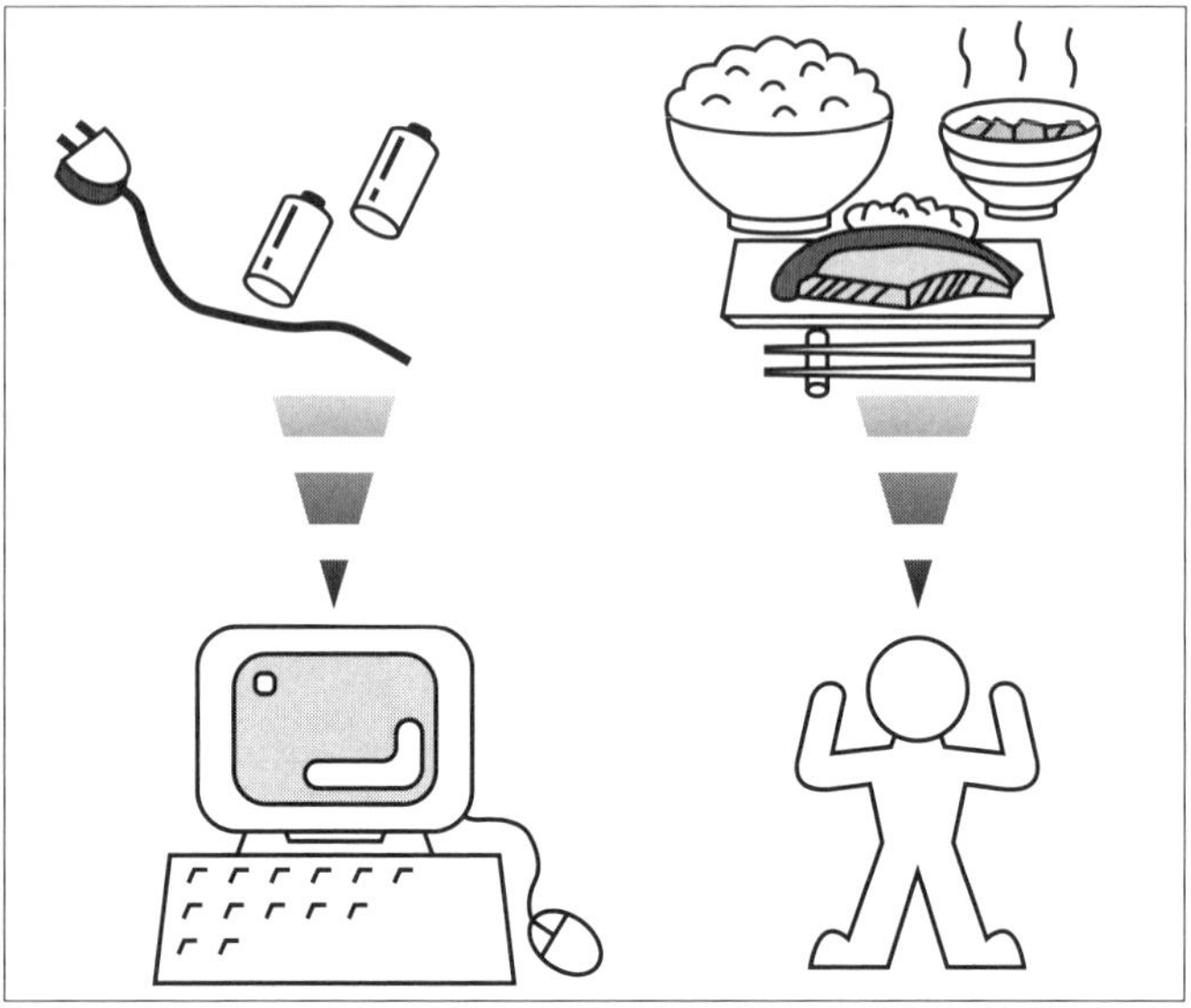

イラスト２

（イラスト１）。

パソコンのハードウェアは、強い衝撃を与えると故障するか破損してしまいます。大切に扱い、日頃から手入れをしないと故障してしまいます。また、マンガン電池を使うか、アルカリ電池を使うかによって、または充電の仕方などで、発揮するパワーや寿命が違ってきます。人間のカラダも同じです。カラダの場合は故障ではなく、病気になってしまいます。質の良い栄養を取ることで、元気で健康なカラダを維持することができるのです（イラスト２）。質の良い栄養を定期的に補給してあげないと、カラダは病気になってしまうのです。

次に脳とソフトウェアをイメージします。

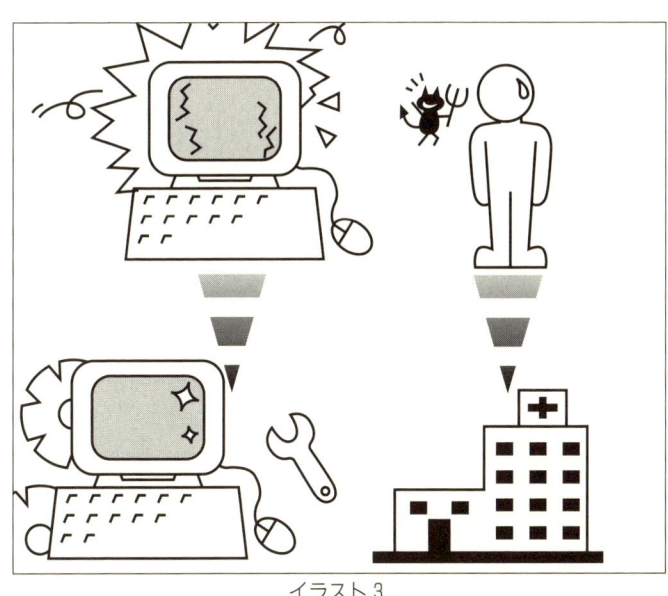

イラスト３

ハードウェアの中に入っているプログラム、つまりソフトウェアが、人間の脳です。パソコンは、適度にスキャン（システムエラーのチェック）やアップデートが必要です。脳には、適度なストレス解消、気分転換が必要なのです。パソコンに、ウィルスが入ると、故障の原因になります。その場合、壊れたファイルを修復したり初期設定をしたりして、修繕します。脳に「ストレス」というウィルスが入ると、記憶障害、感情障害、摂食障害、運動機能の障害など、さまざまな症状が現れて病気になります。その病気の一つがうつ病なのです。ですから、うつ病になれば、処置として治療が必要になるのです（イラスト３）。

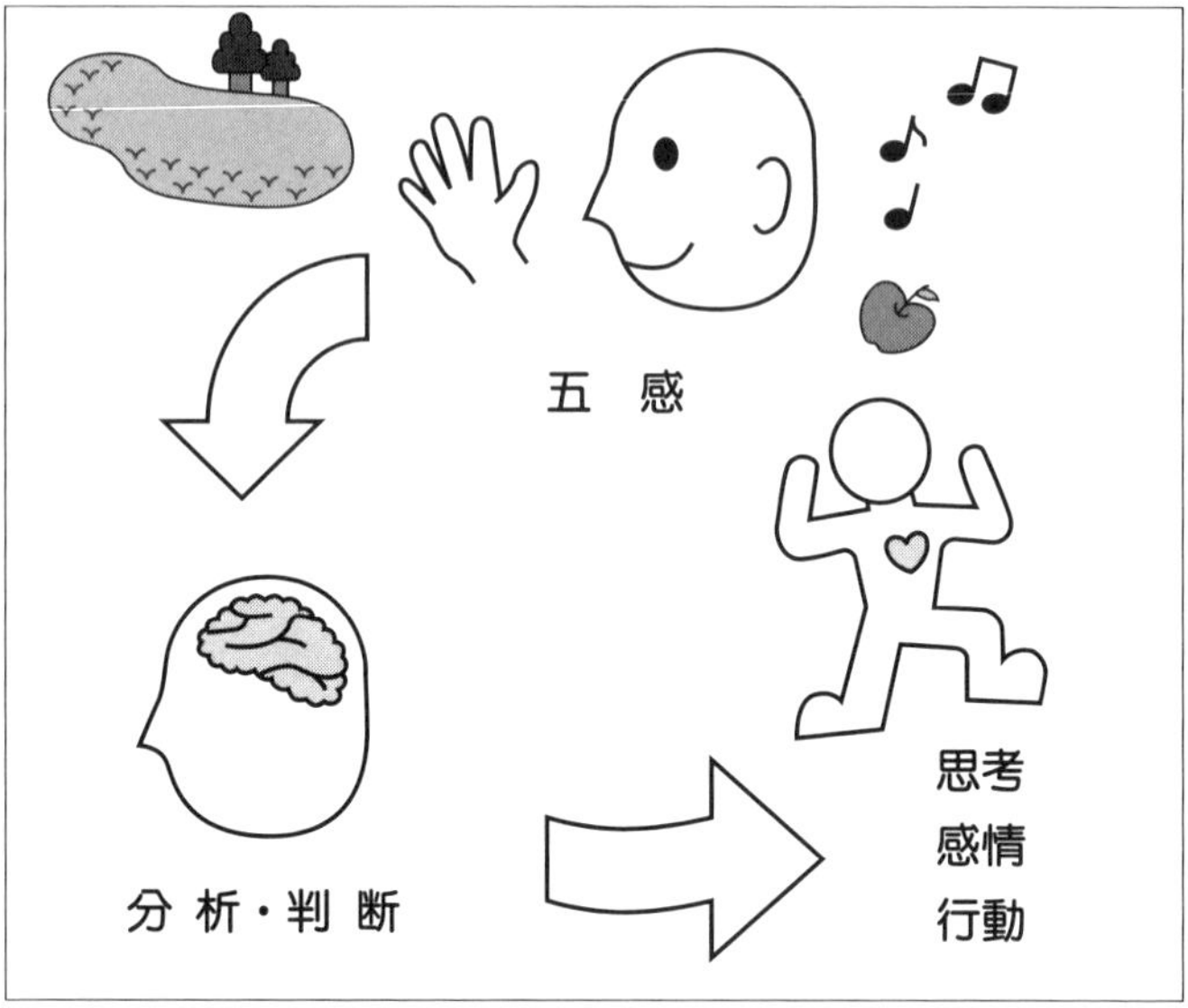

イラスト4

人間は、五感である、視覚・聴覚・嗅覚・味覚・触覚を使い、いろんなデータや情報を脳に取り込みます。その取り入れたデータや情報を、脳が分析・判断をして、各神経に指令が送られて、思考・感情・行動という結果があらわれるのです（イラスト4）。この思考・感情・行動という結果には個人差があります。その差を生み出すのが、記憶や習慣です（念のため申しておきますが、あくまでも私のイメージです）。

脳が、何らかの衝撃やショックで傷ついてしまい、「情報収集→情報分析→指令→結果」の一連の流れが誤作動を起こしてしまう状態が、うつ病と考えられます。脳が病気になった（故障した）状態です。ですから、治療（修理）、手当て（手入れ）をしないと、脳も元の健康な状態に戻らないというわけです。病気になった（故障した）まま放置しておくと、錆《さび》ついて治療（修理）不可能になる恐れがあります。そうなる前に、早めの手当て、治療（修理）をお勧めいたします。

ここまで、うつ病を、いろいろな症状、状態に例えてみましたが、少しはイメージしていただけましたでしょうか。病気に対して、イメージして理解できていないと、治療しにくいものです。私は何かに例えたり、想像したりすることで、治療しやすくなり、自己チェックもしやすくなり、快復に活かすことができたのです。

誰でもなりうる、うつ病

私は、うつ病は無縁な病気だと思っていましたが、うつ病になってしまいました。なぜ、無縁と思っていたのかというと、うつ病にかかる以前の私は、どちらかというと勝ち気な性格だったからです。うつ病は、勝ち気な人はならない病気だと思い込んでいました。こんな勝ち気な私でもかかってしまうのですから、うつ病は誰もがなりうる病気なのです。むしろ、勝気でプライドが高い人ほど、かかりやすい病気なのかもしれません。次の一覧表は、うつ病になる以前の、私の性格です。

うつ病になる前の私

・頼まれると、つい引き受けてしまう（お人好《よ》し）。
・常に計画を立てて、変更を嫌う。
・時間にルーズな人、無責任な人を見ると、イライラする。
・人の好き嫌いがはっきりしている。
・社交的。
・不衛生な人や場所は避ける。
・モラルのない人を見ると、軽蔑する。
・健康を過信し、無理をしていることに気づかず、最後までやり遂げる。
・いつでも、どこでもよく眠れる。
・プライドが高い（ひそかに）。
・ゆずれない、ゆずらない。

私がうつ病になるまでは、物静かで温厚で、気の弱い、おとなしい人が、うつ病になるのだと勘違いしていました。
例えば、次の一覧表のような人々がなる病気だと思っていました。

勘違いしていたうつ病になりやすいタイプ

・目立たない、影が薄い
・かよわそう
・もの静か
・どこか暗い印象の人
・交友関係があまりない
・いつも、おどおどしている
・ひきこもりがちで人と関わらない
・カラダが弱いので、無理をしない
・人目を気にしない
・自信がなく、自分で決められない

これは、大きな勘違いでした。うつ病に対して、間違ったイメージを持っていたのです。うつ病になりやすいタイプなどなく、誰もがなりうる病気なのです。いくつものストレスが重なり、大きな精神的ダメージやショックを受けた時、うつ病を発症するのです。

うつ病のタイプ

私は、六年間ピア・サポート（自助）活動を行い、多くの患者さんとお会いしてきました。その中で、うつ病という同じ病名でも、一人ひとり、症状が違い、いくつかのタイプがあるということが見えてきました。

一般的に、病名が同じなら症状や痛みは似ています。うつ病も、他の病気と同様に、症状や痛み・苦しみ・哀しさは、私と似ているのだと思っていました。私なら、同じうつ病になった患者の痛みや苦しみ・悲しみを共有・共感できるから、一緒に治療し、快復していきたいと想い、六年前にピア・サポート活動、ピア・カウンセリングを始めたのです。

うつ病にかかっている人とは、

一　謙虚な人
二　優しい人
三　怒りたい、反論したいけれど、笑顔で丸くおさめてしまう人
四　相手に対して思いやりのある人
五　人との対立や争うことを嫌い、穏やかな気持ちで過ごしたいと願う人

という人々なのだと思っていました。

「お人好《よ》しな人、優しい人がうつ病になってしまう。でも、周囲には、病気と認めてもらえず、苦しんで、哀しんで、辛《つら》い思いをしながら治療をしているのは、どこかおかしい」と思いました。治療しにくいこと、社会の無理解に対する悔しさもエネルギーとなり、啓蒙《けいもう》活動として、新聞社の取材を受けたり、テレビやラジオにも積極的に出演しました。

しかし、活動を始めた当初は、私と症状や感覚・感性が違う人とお会いして、非常に困惑しました。困惑することで、精神的に疲れてしまい、体調をくずすことが、何度もありました。現実は私と同じような症状やタイプの人ばかりではありませんでした。一人ひとりタイプが違ってい

て、言動が理解できない人もいました。今ならば、ひと目で症状やタイプの違う人だと見分けがつくのですが、その当時の私には、見分けがつかず、戸惑いや困惑・恐怖と、今後の活動に対する不安でいっぱいになりました。私は、病気のことを何も知らないで、ただ、同じ病気の人と支え合いたいという想いで活動を始めてしまったのです。

この六年間、約二千人の人とお会いしてきました。そして、それぞれの症状や特徴を観察しました。この経験から、今では、うつ病にはいくつかのタイプがあることがわかるようになりました。そして、少しお話をすると、その人がどのタイプなのかもわかるようになりました。タイプがわかってきたので、次はそれぞれのタイプに合った対応法を見つけることにしました。それぞれのタイプに合った対応をすることで、私は疲れなくなりました。

では、うつ病にどのようなタイプがあるのかを、ご紹介しましょう。「すぐにキレるタイプ」、「やわらかなタイプ」、「病気を言い訳にできるタイプ」、「空気が読めないタイプ」、などがあります。どのようなタイプでも、全部「うつ病」という病名がつくようです。私の場合ですが、主治医が変われば、抑うつ状態、うつ病と、病名も変わりました。病名のことは、私にはよくわかりません。ですから、私は病名ではなく、私がその方を見た印象から、タイプを見分けて対応しています。

性格による分類

すぐにキレるタイプ

私がお会いして戸惑ったのは、すぐにキレるタイプでした。患者さんが数名集まった座談会で、急に怒りだす人がいました。

「あなたうつ病じゃないでしょ」

と声を荒らげて、ふてくされて、畳の上で私たちに背を向けて横になり、しばらくすると、急にムクッと立ち上がって、

「私帰る！」

と、わざと足音を立てるように、荒々しく部屋を出て行きました。わざとなのか、感情をぶつけているのかわかりませんが、襖《ふすま》を閉める音も大きく立てて帰って行きました。その姿を見て私は、唖然《あぜん》としてしまいました。その人が帰った後の部屋の凍りついた空気を和らげることに、私は一生懸命になりました。座談会が終わったあと、私はすごく疲れてしまいました。

すぐにキレるタイプの一例をもう一つご紹介しましょう。Aさんとピア・カウンセリングをしていた時のことです。時間を少しオーバーしてしまい、次の予約の人（Bさん）が来ました。Bさんの予約時間が二、三分過ぎてしまったと思った瞬間、ドアが開き、

「どれだけ、待たすんだ！」

と、Bさんが表情も険《けわ》しく声も荒らげてカンセリングルームに入って来ました。私とAさんは、一瞬顔を見合わせましたが、私がBさんに
「申し訳ございません。もうしばらくお待ちいただけますか？」

と言うと、

「待てるか！　いい加減にしろ！」

と言って帰って行きました。

私も、キレることはあります。でも、家族の前か、自分一人でワーッと文句を言ってキレています。他人の前で、キレることはできません。他人の前でキレたい時もありましたが、私にはできませんでした。「あの人のように、自分の感情を出せたら楽かな」と思ったこともありましたが、私には、ちょっと無理でした。私の場合、イライラすることやキレることに、ストレスを感じてしまうのです。ですから、今はストレス対処法として、イライラしたりキレたりしないよう

に、感情をコントロールする訓練をしています。

このタイプの人は、目が少し鋭いです。でも、ふとした時に優しい目に変わります。優しさと怒りの感情を、自分でコントロールしにくいタイプです。

やわらかなタイプ

一　謙虚な人
二　優しい人
三　怒りたい、反論したいけれど、笑顔で丸くおさめてしまう人
四　相手に対して思いやりのある人
五　人との対立や争うことを嫌い、穏やかな気持ちで過ごしたいと願う人

人のココロは、目に表れます。やわらかなタイプの人は、目もやわらかで優しいまなざしをしています。でも、目力《めぢから》のない、どこか哀しげな目をしています。マイナス思考が強くて、自分で自分を責めてしまうタイプです。

病気を言い訳にできるタイプ

次にご紹介するのが、病気を言い訳や盾にするタイプです。私は、うつ病をカミングアウトしていますが、病気を言い訳にしたことはありません。私はこれまでに、二十回以上面接をして、数多くの会社に転職してきました。面接時に、うつ病を伝えたことはありません。履歴書にはたいてい健康状態を書く欄があると思いますが、「良好」な人でないと、不利だという認識がありました。それに、仕事をするうえで、病気は何の理由にも、特技にもなりません。職場に病気のことを理解してほしいという気持ちはわかりますが、今の就職氷河期にうつ病に限らず持病を公表して採用されることは、奇跡に近いと思います。ですから、私は病気を隠して、面接や仕事をしてきました。仕事に責任を持って、専念・集中できる自信があったからです。仕事をする自信がない間は、働きたいという意欲が出ませんから、面接を受けたいと思えませんでした。

しかし、病気を言い訳にできるタイプの人は、面接の時、正直に「うつ病なので、休んだり、遅刻したりしてもいいですか？」と、言えるようです。仕事をするための面接なのに、「『休んでもいいですか？』だなんて、この人は学校かサークルと間違えているんではないかしら？」と呆《あき》れてしまうこともありました。キツイ言い方ですが、「世の中をなめているの?」と言いたくても私には言えませんでした。今でも、理解しがたく、絶句してしまいますが、このタイプの人が多いことも事実です。最近では「現代型うつ病」と区分けされる人の中に、このような傾向を示す人がいるようですが。

空気が読めないタイプ

一時期、「KY」という言葉が流行語になりましたが、まさにそのタイプです。空気が読めないというより、状況判断ができない人ですね。周りが見えない人です。

例えば、他の人がピア・カウンセリング中にもかかわらず、カウンセリングルームに勢いよく入って来て、高揚してお話をする人がいます。「今カウンセリング中なので、後にしていただけますか?」。当初、私にはこの言葉が言えず、苦笑しながら話を聞いて、状況を見守っていました。

それから、時間を気にしない人、時間にルーズな人もこのタイプです。時間が過ぎていたり、迫ったりしているのに、「ちょっといいですか?　ちょっといいですか?」と、ひっぱる人がいます。一、二回は良いのですが、いつもそうだと「またか〜」と疲れてしまいます。お陰で、自分が疲れない方法が身につきました。「ごめんなさいね。今日は、時間がないの」「この後予定があるので、ごめんなさい。この次にしていただけますか」と、状況や空気が読めない人に、教えてあげられるようになりました。伝える、お断りできる、勇気と強さが身につきました。

年代別の分類

うつ病にもいろいろなタイプがあることがわかってきました。さらに、発症した年齢や年代で分けられることも見えてきました。十代、二十〜三十代前半、三十代後半〜五十代、五十代〜六十代、七十代で、うつ病のタイプが違います。これには、育った環境というより、社会背景が関係しているように思います。戦争、経済高度成長、バブル時代、バブル崩壊、不景気が大きく関係していいます。そして、その時代での子育てや親子関係が、人間の精神面を形成しているのだと思います。うつ病のタイプは、社会や経済状況が作り出しているのかもしれません。

人間観察（人間ウォッチング）して、自己分析をして、何かに気づき、発見できた時は、嬉しくなります。うつ病にも、いくつかのタイプがあることがわかりました。そして、タイプ別のより良い対応法や快復法を、今研究しています。皆さんの快復に役立つ発見があれば、またご報告します。

赤穂型うつ病

私は、精神科の病名に惑わされ、悩んできました。病名は、たくさんあります。うつ病、躁うつ病、パニック障害、パーソナリティ障害、摂食障害、まだまだたくさんあります。私は、いったいどの病名で、どんな病気なのかを知りたかったのです。病名がわかれば、治療法がわかり、治療法がわかれば、病気が治ると思っていました。主治医が私につけてくれた病名は、「うつ病」でした。うつ病とわかっても、すんなり病気から快復することはありませんでした。そこで私は、考えた末、「うつ病のタイプは一人ひとり違うのだから、うつ病に個人名をつければいいのだわ」とひらめきました。だから、私の病名は「赤穂型《アコウガタ》うつ病」です。響きもよいので、結構気に入っています。次の表は、赤穂型うつ病の特徴として、性格を書き出したものです。

赤穂型うつ病の特徴（性格）

①人と争い、こじれたくない。
②人には親切である。
③計画を立てて進む。
④自分にも他人にも厳しい。
⑤人の好き嫌いが激しい。
⑥時間にうるさい。
⑦清潔感があり、潔癖症。
⑧挫折が嫌い。
⑨責任感がある。
⑩自分に自信がある（ひそかに）。
⑪こだわりがある。
⑫モラルのない人を軽蔑する。

これは、私がうつ病になっている時に、自分を見つめて気づいた自分の性格です。書き出すことで「へ〜。私ってこんな性格だったんだ」と、自分自身を知ることができました。

うつ病になる前は、自分の性格が嫌いでした。他人の良いところが目につき、すぐに人と比較しては「自分ってダメな人間だな」と、感じることが多く、自分を「好き」と思うことがありませんでした。うつ病になってからは、そんな性格だからうつ病になってしまったのだと、自己否定をする日々を送り、自分の性格を直そうと思った時もありました。でも今では、私の個性だと想えるようになりました。この性格を、気に入っています。こんな私が好きです。

皆さんも、次ページの表に、「○○型うつ病」と名前をつけて、ご自分の性格を書き出してみてください。気づきや発見があるかもしれません。

□型うつ病の特徴（性格）
①
②
③
④
⑤
⑥
⑦
⑧
⑨
⑩
⑪
⑫

ご自分の性格を書き出してみて、いかがでしたか？　新たに気づいたことや発見できた自分の性格はありましたか。

私は、表に書き出したことで、うつ病になる前の私と、今の私との違いに気づくことができました。少しですが、やわらかな私になれたと想います。さらに、うつ病から快復していくと、まろやかな私に変わっていました。快復してからどう変化したか、次の表に示します。

赤穂型うつ病の特徴（性格）		赤穂型うつ病から快復したら（変化）
①人と争い、こじれたくない。	↓	穏やかな心で過ごすよう心掛けている。
②人には親切である。	↓	人には親切で、思いやりがある。
③計画を立てて進む。	↓	マイペースな計画を立てて進む。
④自分にも他人にも厳しい。	↓	自分に厳しく、他人には求めない。
⑤人の好き嫌いが激しい。	↓	人の波調の違いがわかる。
⑥時間にうるさい。	↓	時間を守る。
⑦清潔感があり、潔癖症。	↓	清潔感があり、整理・整頓が好き。
⑧挫折が嫌い。	↓	本当にやりたいことを見極められる。
⑨責任感がある。	↓	責任感が強いことを自慢に思える。
⑩自分に自信がある（ひそかに）。	↓	自分が好きで誇りに思える。
⑪こだわりがある。	↓	ポリシーがある。
⑫モラルのない人を軽蔑する。	↓	モラルを重んじる。

みなさんも快復したら次のページの表にご自分の性格の変化を書き込んでください。

私は、自分の性格を書き出すことによって、自分の理想や想いを相手に求めて、理想通りにならないことに、イライラやストレスを感じていたことにも気づくことができました。ですから、他人に私の理想や想いを押し付けないことで、ギスギスしたり、イライラしたりしなくなりました。とても、ゆったり、のんびりと生きやすくなりました。

今の私が「だぁ〜い好き」です。私を嫌いという人がいても、私を「好き」って言ってくれる「私」がいますから、もう寂しくありません。そして、自分を好きになると、自分に自信が持てるようになりました。自信が持てると、ものの見え方まで変わり、ものごとを、前向きにとらえることができるようになりました。前向きに生きていると、人も幸せも寄ってくるようになったような気がします。これが、幸せを引き寄せる法則ですね。

	□型うつ病の特徴（性格）	□型うつ病から快復したら（変化）
①	↓	
②	↓	
③	↓	
④	↓	
⑤	↓	
⑥	↓	
⑦	↓	
⑧	↓	
⑨	↓	
⑩	↓	
⑪	↓	
⑫	↓	

うつ病から快復するには

うつ病からの快復方法

では、私がどのようにして、赤穂型うつ病から快復したのかを、ご紹介したいと思います。

その前に、次の質問にお答えください。

Q1　あなたはうつ病から快復したいですか？

□ はい！　快復したい
□ わからない
□ 快復したいけれど、無理だと思う

Q2　あなたは幸せになりたいですか？

□ はい！　幸せになりたい
□ わからない
□ 幸せになりたいけれど、無理だと思う

あなたの答えは、どれでしたか？

今、迷わず、直感で答えた気持ち、ココロの中から聴こえた気持ちを、私は「ココロの声」と呼んでいます。

先ほどの質問の答えに、まだ迷っていらっしゃる方も、「ココロの声って何？」と、思われた方も、読み進んでいるうちに「ココロの声」が聴こえてくるようになるかもしれません。実は、この「ココロの声」を聴き取るという技を磨くことも、うつ病からの快復方法の一つなので、少しココロにとめておいてください。

では、私が行ってきた、うつ病からの快復方法をご紹介します。

①お話がしやすい主治医のもとを受診をする……①
←
②通院を継続し、服薬を続ける……②
←
③病気を理解する……③
←
④自分を否定することをやめる練習をする……④
←
⑤素敵な自分に気づく……⑤
←
⑥自分の人生を、想像（イメージ）する……⑥
←
⑦周囲の人間関係を見直す……⑦
←
⑧「幸せ」感覚を大切にする……⑧
←
⑨ココロが疲れない生活を送る……⑨
←
⑩自分のカラダ、ココロが喜ぶ、ライフスタイル（生活習慣）を探して実践する……⑩

①② 入門編―静養
③④ 初級編―脳のトレーニング
⑤⑥ 中級編―ココロを感じる
⑦⑧ 上級編―ココロのトレーニング
⑨⑩ プロフェッショナル（達人）編

このような流れで、私は健康なココロとカラダになり、うつ病から快復しました。うつ病からどのようにしたら快復するのかを、自分のカラダでいろいろ試してきました。私が自分のココロとカラダが喜ぶこと、「イイ」と感じたことを生活に取り入れて、自分のココロに正直な生き方に変えたのです。「自分が『イイ』と感じることだけを取り入れる。余分なコトや情報を取り除くこと」。口（文章）では、簡単に言えますが、実際は、不安や迷いや葛藤が生じて大変でした。余分なコトを取り除くということは、長年の習慣や癖を変えることでもあります。苦労の甲斐《かい》あって、今ではとても心地よい、楽な生き方ができるようになりました。

以下の見出しには、右の表の番号に対応するように番号を振っています。

入門編――静養

主治医選び……①

うつ病の治療は、受診と服薬から始まります。しかし、通院を始めただけでは、快復にはつながりません。お話がしやすい主治医の先生のもとを受診することが、快復の速さ、体調の安定につながってきます。

主治医の先生に会うと

- 安心できる。
- お話がしやすい。
- 人としての温かさを感じられる。

このような主治医の先生のもとで治療できる環境が整ってはじめて、快復がスタートするのです。

私が、うつ病の治療を始めたのは二〇〇一年七月でした。そのころの、治療上の注意点の一つとして「ドクターショッピング[*6]をしてはいけない」と言われていました。ですから、私は「転院は、**絶対に**してはいけない」と思い込んでいたのです。

私が最初に通院を開始した当時かかっていた医師に対して、どこか冷たさを感じました。私が悩みを打ち明けた時、質問をした時、「そんなこと、私は知らないわ」と、冷たく言い放たれたことが何度もありました。当時の私は「通院をしてお薬を飲んでいれば症状が良くなる」と思い、二週間に一度の受診を、欠かしたことはありませんでした。

しかし、ある疑問がわきました。カラダの調子が良く、気持ちも良い状態で通院したある日のことです。その主治医と診察室で話した後、やはり主治医に対して、人としての冷たさを感じてしまいました。主治医から冷たくあしらわれたような気がしたのです。診察室を出た私は落ち込み、体調（ココロの状態）をくずして、帰宅後は布団の中に泣きながら潜り込んでいました。このようなことが何度か続きました。この試練を乗り越えることも、治療の一つだと思い込んでいたのです。しかし、「私は、何のために通院しているのだろうか」と疑問がわきました。せっかく体調が良くなっても、通院の度に、体調をくずしていることに気づいたのです。しかし、そんな状況でも「転院はしてはいけない」という注意事項を守り、体調や主治医との関係の様子をみながら二年間通院を続けました。しかし、二週間に一度の通院が、とうとう疑問から苦痛に変わ

＊6　ドクターショッピングとは、いくつもの医療機関に次々とかかること。

っていきました。主治医の顔が浮かび「会いたくない」と思うようになりました。「こんな苦痛を感じる通院は、快復につながらないわ。別の病院へ行ってみよう」と**決心**して、他の病院を受診してみることにしたのです。そして、私はこの九年間で、八医院、八人の医師に会ってきました。安心して通院、治療ができる信頼できる主治医に出会うまで、転院しました。ようやく、信頼できる主治医に出会い、六年間安心して通院、治療をすることができたのです。

☆ **ポイント**

人から勧められて行動（通院や転院）するのではなく、自分自身が**決心して行動する**こと。

通院と服薬……②

うつ病と診断を受けてからこれまでの九年間、私は通院と服薬をずっと継続したわけではありませんでした。体調が悪くなると服薬し、体調が良くなると服薬を中断していた期間がありました。その理由は、お薬を飲むことに抵抗があったからです。

私は、うつ病になるまでは、体力・健康には自信がありました。風邪をひいて発熱したら、運動をして汗をかいて、熱を下げていました。「風邪をひく人＝気の緩んでいる人、気合が足りない人」という概念を持っていたのです。「病気は服薬をしなくても治せるし、治る。うつ病も、服薬せずに、治したいし、治る」という思いがあったのです。

実際、抗うつ薬を服薬していても、ココロがスッキリ晴れたり、カラダが軽くなったりするような、目に見える効果が得られた感じがしなかったのです。どこに効いているのかわからない薬を、カラダの中に取り入れることに抵抗があったのです。ましてや、治療を始めた頃の主治医に対して、不信感・反発心を抱いていましたので、信頼できない主治医が処方したお薬を、素直な気持で飲むことができませんでした。調子が悪くなれば服薬し、調子が良くなれば服薬を中断する、というような、自分勝手な薬の飲み方を続けていたのです。その結果、うつ状態とココロが

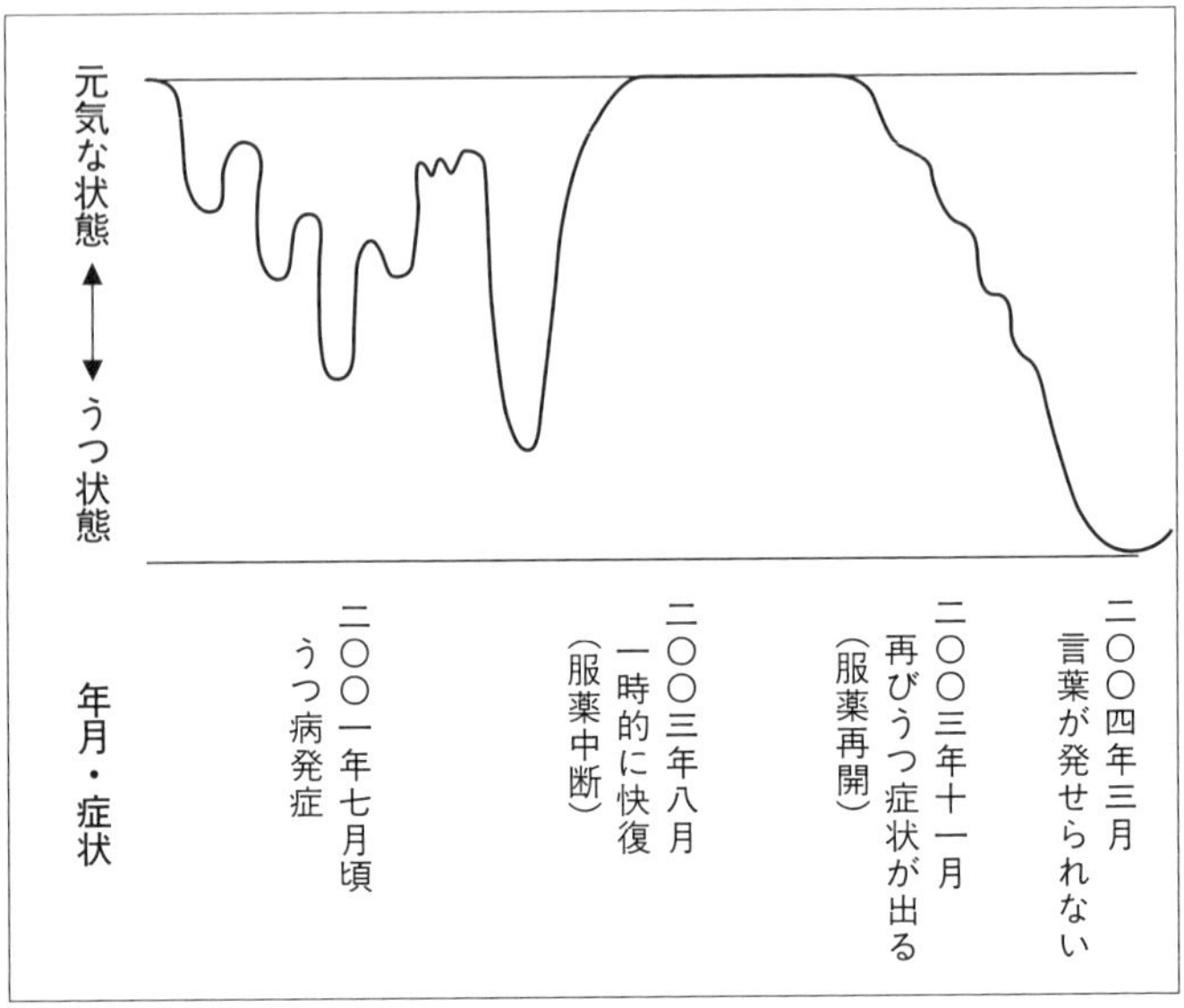

平穏で元気な状態との幅がだんだん広がり、うつ症状はどんどん重くなっていきました。

そして、治療を開始して二年半後には、言葉が発せられない状態にまでなってしまったのです。朝、普通に目覚めて、さあ出勤の準備をしようと、私は起き上がりました。隣で寝ていた娘も目を覚まし、娘に「おはよう」と、声を掛けようとしたのですが、声が出ないのです。言葉が発せられないというこの日の状態は、うつ病を発症してからそれまでで、私にとって最低な状態と言える体調で、そのことによる気持ちの落ち込みも最もひどいものでした。

「なぜ、うつ病を治したいのに治らないの。治さなきゃいけないのに、なぜ、治ってくれないの」。私は、自問自答を繰り返しました。そして、二年半もかかってしまいましたが、**うつ病は病気**なのだと、カラダとアタマで理解することができました。うつ病は、性格のせいでもなく、気持ちの問題でもなく、病気なのだと受け止めることができたのです。

「病気なのだから、しっかりお薬を飲んで、しっかり治そう。治すには、通院を継続し、服薬も続けよう」と、治療をする**決心**ができたのです。

> ☆ **ポイント**
>
> **「治療を開始する」決心をすること。**

初級編—脳のトレーニング

病気を理解する……③

私は、なにかを始める時、行動する前に、よく考えます。このことは、私にとって必要なことなのか。私にとって、どういう意味があるのかをアタマで理解して、ココロが納得して、前に進みます。「ただ、なんとなく」と思って進んでも、効率が悪く、ココロとカラダがムズムズしてしまいます。ですから、うつ病を治療しようと決心したら、自分なりにうつ病を勉強しようと思いました。そこで、専門書を読んで勉強をしようとしたのですが、脳が疲れて、体調がくずれてしまいました。それからは、勉強するのではなく、自分のカラダを観察して、自己分析をして、アタマで理解しようと思ったのです。そして、イメージ（想像）して、うつ病をアタマで理解することができたのです。次の表現は自己流の解釈であり医学的には間違っているかもしれませんが、イメージ（想像）したことで、私はうつ病を病気だと受け止めることができたのです（イラスト5）。

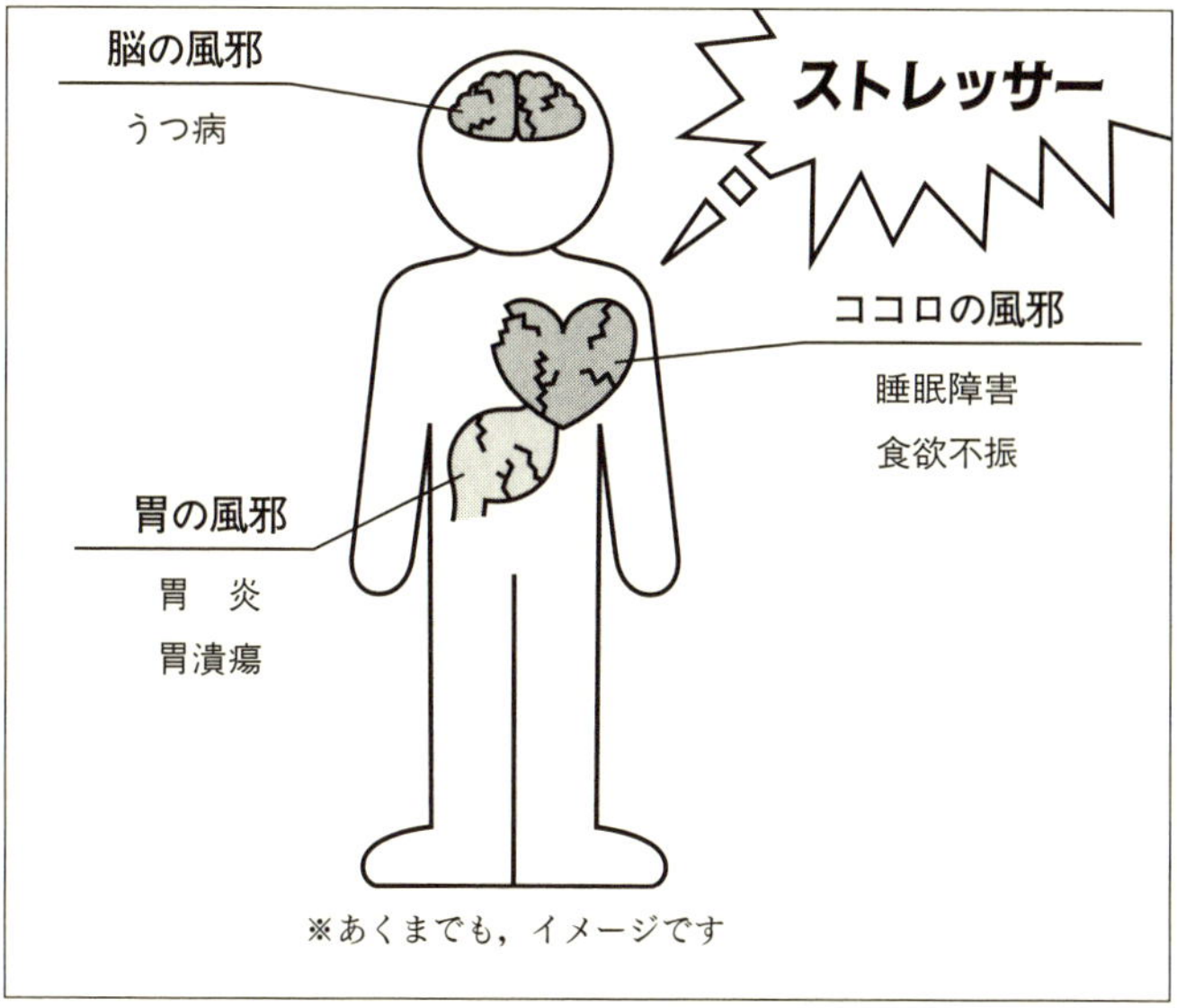

イラスト5

観察して、自己分析して、うつ病を、私流に表現すると、**脳の風邪**なのです。ココロの風邪ではなく、脳の風邪または脳が炎症を起こしている状態だと思うので、**脳炎**とも言っています。

　ストレスを受けて、最初はココロが風邪をひきます。その時、カラダに現れる症状は、不眠、食欲不振などです。ココロの風邪を放置してこじらせてしまうと、脳の風邪、つまりうつ病になるわけです。そう言えば、私が二十二歳の時、ストレスから急性肝炎になり、入院したことがありました。癌《がん》もストレスから発症すると耳にしたことがあります。そうそう、つい最近の二〇一〇年二月、私が間質性肺炎を起こし入院した時も「ストレスがたまっていたのですね」と、医師から言われました。ストレスは、万病の元なのです。ストレスは、厄介なことに、目に見えないですし、検査で調べることもできません。
そのため、予防しにくいので、日頃からストレスを気にしながら生活をすることも大切です。

☆ **ポイント**
行動を起こす時、**脳（アタマ）とココロで理解してから進むこと。**

自己否定へのブレーキのかけ方……④

うつ病の症状の一つに、自己否定があります。

「どうせ、私なんて」
「こんな私なんて」
「イヤな私」
「醜い私」

見事な自己否定です。この自己否定を取り除くには、服薬に加えてココロを鍛《きた》えることも必要です。ココロを鍛えるとは、**ココロをみがく**ことです。ココロをみがくことで、自己否定をやめられるようになります。それから、自己否定をしてしまう自分に気づくことも大切です。自己否定をしていることに気づいたら「また、自己否定しているわ。ストップ」と、自己否定にブレーキをかける練習をします。

この練習を始めるタイミングも大切です。私の場合、私の体調に合った薬が定まり、服薬を継続してから効果を体感できるまでに、六カ月かかりました。それも「あれ～なんとなくいいかも。薬が効いているのかな～?」ぐらいの、ほわ～んとした体感です。服薬を継続して脳の炎症が治まってきたら、少しずつ思考能力も回復してきます。この頃に自己否定をやめる練習を始めました。自己否定をやめるのではなく、やめる**練習**を始めたのです。過度な自己否定もうつ病の症状の一つだと思いますが、自己否定をやめたいのに、やめられない辛さ、哀しさがあります。周囲の人から「自己否定をやめましょう」とよく言われますが、その方法まで詳しく教えてはくれませんでした。ですから、私は私流の、自分に合った自己否定をやめる方法として、自己否定に気づいてブレーキをかける練習から始めたのです。

☆ **ポイント**

自己否定をしている自分に、自分で気づき、ブレーキをかける練習をすること。

中級編――ココロを感じる

素敵な自分に気づく……⑤

自己否定をやめる**練習を続ける**には、素敵な自分に気づくことも必要になってきます。と、言われて「素敵じゃないもん」「えっ。無理」などと言う人がいますが、無理ではありません。素敵な自分に、まだ気づいてあげられていないだけです。早く素敵な自分に気づいて、自分自身を大切に、そして丁重に扱ってくださいね。

私も最初は、自分の嫌なところを挙げればきりがないくらいで、自分が大嫌いでした。でも、うつ病を治療していく中で、素敵な自分に気づくことができたのです。素敵な自分に、自分で気づいてあげられたのです。自分に向かって「今まで嫌いで、ごめんね」って、声をかけてあげました。

どれだけ素敵なのかというと、

一　優しくて、温かな人
二　純粋で、繊細な人
三　細いけれど芯のしっかりした、責任感のある人

なのです。この三つは、**うつ病になれる三カ条**なのです。もし、今あなたが、うつ病の治療中でしたら、あなたも、この三つを持っている素敵な方なのです。

一　優しくて、温かな人

私が、優しくて、温かな人だと気づけた時のお話をしましょう。

うつ病になるのは、性格が悪いからだと思っていました。性格を直さなくては、うつ病は治らないと思っていました。でも、どの性格を、どうやって直せばいいのかと、日々考えていました。自分の嫌なところばかりを探していたのです。その時、ふと気づいたのです。「ちょっと待って。私って、もしかしたら、優しいの?」って。私の猫に対する愛情深い態度や、病気になった家族を看病することは、優しくなければできないはずですもの。ペットの猫が、食欲がなかったり、いつもと違う心配な行動をとったりすると、ほっとけない私。昔、ゴミ置き場に、野良の子猫が

虫の息で倒れていたので、病院へ連れて行って治療をしてもらった私。病気になった家族を一生懸命看病して、うつ病になった私。「なんだ、私って意外と優しい人じゃない」って気づけた時、とても嬉しい気持ちになれました。今まで、優しい自分に、自分が気づいてあげられていなかったことにも気づきました。

それから、今まで、ひとに自分を好きになってもらおうと、努力して生きてきたことに気づきました。嫌われないように、頭を下げてお願いしている、自分の姿が目に浮かびました。そんな生き方から「優しい私。自分がそれをわかっていれば、それでいい。優しい私って、素敵じゃない。こんな素敵な私に気づいてくれる人が、世の中に私以外に一人でもいたら、もっと嬉しいけれど。説明しなくても、気づいてくれる人（自分）がいてくれたら、それでいい」って、こんなふうに想えて、ココロがとても軽くなりました。

それから、私は、なぜ自己否定をしてしまうのか。その原因にも気づきました。それは、周囲からの否定的な言葉のシャワーでした。

私の、猫への対応や愛情を、周囲の人は「異常だわ。やり過ぎよ」って、呆れて言いました。私はこの言葉を聞くと、自分を否定された気持ちになりました。周囲に、私を認めたり、褒《ほ》めるような言葉をかけてくれる人は少なくて、否定する言葉が多いということに気づいたのです。私が作った料理に対しては「味が薄い、濃い」とは言ってくれるけれど、「美味しい、ありがとう」とは、なかなか言ってくれない（料理がよほど下手なのかしら?・）。掃除しても「やり過ぎよ。どこへ移動させたの!・」と言うけれど「綺麗になったわ。ありがとう」とは、言ってくれない（私の周囲だけかしら?・）。こんな否定的な言葉のシャワーばかり浴びてきたせいなのか、いつの間にか自分を否定することが、自然に身についてしまったのだと思いました。人が言ってくれないなら、自分で自分を褒めてあげることにしました。「優しくって、やわらかな私って素敵よ」って。そして、逆に私が、否定的な言葉のシャワーを、誰かに浴びせていないかを、チェックしました。すると、私もやっていました。娘と母に、否定的な言葉のシャワーを浴びせていました。無意識に否定的な言葉ばかりかけていた自分に気づきました。気づいたら、修正です。娘や母に対して「ありがとう」「おいしいね」など感謝の言葉のシャワーを、いっぱい浴びせられるように**練習**しています。家族を褒める、感謝の気持ちを伝えるって、最初は照れくさくて、抵抗がありましたが、練習をすれば、スムーズに表現できるようになりました。練習を続けると、**習慣**になります。自分がされて嫌だったことを、自分も誰かにしていないかをチェックして、自己修正をする練習も大切です。

二　純粋で、繊細な人

うつ病の人の特徴のリストやチェック項目に「神経質」という言葉を何度か目にしました。自分ではそうは思わないのだけれど、人から見るとそうなのかもしれません。全部ではないけれど、あることに対しては神経質なのかもしれません。例えば、洗濯物のたたみ方。掃除に対して。臭いに対して。カビに対して。でも、気になってしまうのです。治療中に「神経質だから、うつ病になるのよ」「少しは、気にしないようにしなさい」「手を抜きなさい」「ほっといても、掃除しなくても、死にはしないわよ」などと言われて、「神経質をやめれば、うつ病から快復するのかしら」と、よく思いました。私は、うつ病を治すために、無神経をよそおい「気にしない」を頑張ってみました。掃除ができなくても、気にしない。書類が整理できなくても、気にしない。食後の食器が洗えなくても、気にしない。「気にしない」を続けていたら、余計ストレスを感じることに気がつきました。

「ちょっと待って。神経質な行動は、誰かに迷惑をかけているかしら?」と、考えてみました。「きれい好きで何が悪いの。不潔できたない、だらしないより、いいじゃない」って自分で納得できました。私が神経質なことで、人に迷惑をかけていることは、何かしらと、考えてみました。それは「きれい好き」を、人にも強要していたことです。この「強要」が、自分をイライラさせて、ココロを不安定にさせていたことに気づくことができました。そして人（家族）との間で摩擦を起こしていたのです。イライラすると、ココロが疲れて体調がくずれるので「強要」をやめることにしたのです。「『神経質』という言葉の響きがよくないわ。表現を『神経質』から『きれい好き』に変えればいいいんじゃないかしら」。事柄は変えないで、マイナスイメージの表現をプラスイメージの表現に変えることを、発見したのです。

短所も長所も同じです。表現の仕方で、短所にも長所にも言い換えられます。例えば、

優柔不断　↓　柔軟性がある
頑固　↓　意思が強い
しつこい　↓　ねばり強く根気がある

そして、私は「神経質」を「純粋で、繊細な人」に変換したのです。表現を変えるだけで、ココロが軽くなりました。ココロが軽くなる感触を得ることが、うつ病を快復させる方法でもあります。

また、この繊細さのために、ストレスを感じやすい、吸収しやすいという体質にも気づきまし

た。その場の空気を肌で感じてしまうのです。一時期「KY」（＝空気が読めない）という言葉が流行しましたが、私は、空気を読みすぎてしまうのです。空気を読みすぎて、見えなくてもいい、人のココロまで見えてしまうのです。重苦しい空気の場にいたり、表情がけわしい人を見ると、目から届いた情報を脳が分析して体調が悪化する結果を出してしまうのです。うつ病の再発予防のため、悪化防止のためには、重苦しい空気の場所へは行かない、表情のけわしい人には会わない方がココロとカラダによいことも発見しました。顔は、人のココロを映し出していると、昔からよく言われています。その通りだと想います。素敵な笑顔で、ココロも素敵な人のそばにいることが、私のココロを安定させる方法です。私の場合、それが、うつ病の快復にもつながりました。

三　細いけれど芯のしっかりした、責任感のある人

私は「頑固」「もっと柔軟性を持って」「長いものに巻かれなさい」「わがまま」と、よく言われてきました。こんな性格だからうつ病になったのだと、自分を責めました。わがままを直さないと、うつ病は治らないのでしょうか。いいえ、大丈夫です。性格を変えずとも「細いけれど芯のしっかりした、責任感のある人」と、プラスイメージの表現に変えればいいのです。表現を変

える練習をすることで、気持ちが軽くなり、表現を変換することが楽しくなってきました。

うつ病を治すには、「細い芯」を「太い芯」にすることが必要になってきます。芯を太くするコツは「開き直り」「図々しさ」です。もともと、私は謙虚な方なので、最初は抵抗がありましたが、まずは図々しくする練習から始めました。練習していくうちに、今ではずいぶん図々しく、自分を褒めてあげられるようになりました（笑）。

私は、ふと湧き起こった想いや願いに、長い年数をかけても、最終的にたどりついている（達成している）ことに気がつきました。これは、よほど芯がしっかりしていないと、だめなのではないでしょうか。例えば「本を出版したい」「同じうつ病の人の力になれる自分になりたい」「笑顔になりたい」「うつ病を治したい」「幸せになりたい」などなど、この九年間でたくさんの想いを形にしてきました。私は、「芯がしっかりしている。時間がかかっても、成し遂げる。責任感がある。自分の人生に対して、こだわりを持っている」のです。

あなたの芯は、今はまだ細いでしょうか。細くても、あなたの素敵な芯である「意思、信念」も大切に太く育てることはできます。木や幹、植物を育てるように、芯を太く丈夫に育てるために必要な栄養素は、プラス表現です。まずは、マイナス表現をプラス表現に切り替える練習です。「うつ病になってしまう」を「うつ病になれる」に。「心配しすぎる、優しすぎる人」を「優しくて温かな人」に。「神経質な人」を「純粋で、繊細な人」に。「頑固で、わがままな人」を「芯がしっかりしていて、責任感のある人」に。

うつ病になれる三カ条

一　優しくて、温かな人

二　純粋で、繊細な人

三　細いけれど芯のしっかりした、責任感のある人

この三つを持っている素敵なあなたに、しっかりと気づいてください。この三つを備えた素敵な人たちが、同時期にいくつものストレスをかかえた時に、発症してしまう病気が「うつ病」です。この三カ条を発見した時に、私は自分を好きになれました。自信を持つことも、自分を褒めてあげることもできました。私がうつ病から快復する、大きなきっかけになりました。三カ条を持ち合わせた、素敵な私。うつ病になってしまうのではなく、うつ病になれた私。

そして、イメージして、連想することが、脳のトレーニングにもなりました。**うつ病になれる三カ条**の大発見のおかげで、自分を責めることをしなくなりました。でも、この三カ条は、どの本にも、パンフレットにも書かれていないのです。ぜひ、病院の待合室に置かれているうつ病のパンフレットや、行政が作成しているパンフレットにも記載してほしいものです。

うつ病を克服したら、本来の素敵な自分を発揮できるのです。「素敵な自分を取り戻したい」とココロから願うことが快復につながるのです。

☆ **ポイント**

「素敵な自分」に気づくこと。誰かに言われるのではなく、誰かに認めてもらうのではなく、自分自身で「素敵な自分」に気づくこと。

人生をイメージする……⑥

前章で、病気をイメージしたり、連想したり、脳のトレーニングをしてきました。このトレーニングをさらに積み重ねて、これからの人生をイメージ（想像）します。

私の人生は、このままでいいのかしらと自問自答しました。子どもの頃は「夢」を語る機会が多かったのですが、大人になると「夢」を語る機会も、仲間も少なくなりました。私の場合、「夢」を持つことが、うつ病の快復につながりました。ここでいう「夢」というのは、「パイロットになりたい」「宇宙飛行士になりたい」「野球選手になりたい」など、大きくて先の長い夢はもちろんですが、「笑いたい」「外出できるようになりたい」「起きられるようになりたい」「病気を治したい」「ピザが食べたい」など、もっと小さく手前にある夢です。皆さんも何か、夢を思い浮かべてみてください。今、思いついた夢、ひらめいた夢を、次のページのメモ欄に気軽に書き出してみてください。ちょっとしたメモで、かまいません。そして目を閉じて、夢をココロの中で唱えてください。「〜しますように」と。

これが、人生をイメージする、脳のトレーニングです。このトレーニングを、思いついた時に

二〇＿＿年＿＿月

（名前）＿＿＿＿＿＿の夢

-
-
-
-
-
-

やってみてください。まずは、考えるのではなく、小さな手前の夢の思いつき、ひらめきを書きとめることです。ひらめきに気がつくことです。すると、大きな先の夢まで、浮かんでくるようになります。そして、人生が自分の思い描く方向に進み出すのです。

以下に私の夢を掲載しました。メモに書き出した私の夢は成長して、今日までに、すべて叶っています。想像して、メモに書きとめて、唱えるだけで夢が叶うのです。試すか、試さないかは、皆さん次第です。想像をする、メモする、唱える。これが、私流脳のトレーニングです。

日々を過ごしていく中で、もしかしたら「夢」を持ち、描き続けられることが「うつ

二〇〇一年十一月

赤穂依鈴子の夢

・笑いたい

・外出したい

・幸せになりたい

・本を出版したい

二〇〇四年四月

赤穂依鈴子の夢

・同じうつ病の人の役に立ちたい

・幸せになりたい

・本を出版したい

二〇〇九年三月
赤穂依鈴子の夢
・あたたかな社会づくり
・全国での講演活動
・寛解したい
・本を出版したい

二〇一一年三月
赤穂依鈴子の夢
・あたたかな社会づくり
・全国で、月三回講演活動をする
・年に数カ月間、フランスのセーヌ河が見えるホテルに滞在して執筆し、出版する。
・東京で暮らす
・ココロもカラダも健康な人生を送る

病寛解」への特効薬ではないかと感じています。現在私が、こんなに元気で、前向きで、幸せな人生を送れているのは、アタマではなく、ココロとカラダから湧き起こる夢を描き続けてきたからだと思います。もしかしたら、常に夢を持っていれば、うつ病にもかからないのかもしれません。患者かどうかや年齢を問わず、夢を持つ大切さやワクワクする楽しさを、たくさんの人に知っていただきたいと思います。そして誰もがココロもカラダも健康な人生を送れることを願っています。前ページ下のメモは、今現在の夢です。過去の夢のメモと見比べると、私の夢が、成長していることがわかります。そして夢の内容が、具体的に表現できるようになったこともわかります。

☆ **ポイント**

寛解のために、夢を持ち、夢を描くこと。

上級編―ココロのトレーニング

上級編では、覚悟と勇気が必要になります。この時期の私は、パキシル（一般名はパロキセチン。「パキシル」は商品名）を二分の一錠（五ミリグラム）～四分の一錠（二・五ミリグラム）を服用していました。ここからは、ココロのトレーニングをしていきます。自分のココロに、ストレスに対する免疫力をつけていきます。「うつ病になれる三カ条」の三つ目、「細いがしっかりした芯」を、「太く丈夫な芯」に育てます。

人間関係を見直す……⑦

私が体調をくずしてしまう原因の一つは、人間関係から生じるストレスでした。私の場合、この人間関係のストレスが、うつ病発症の大きな原因であり、これまでに、何度もダメージを受けてきました。うつ病から快復するには、人間関係を見直していかなくてはなりません。

この世の中は、温かくて、優しい人ばかりではないのです。この事実に、うつ病になって、三十代半ばで気づきました。暴言を吐いて人を傷つけても平気な人、人が傷ついていることに気づいていない人、人を騙《だま》す人、嘘をついても平気な人が、共存している世の中だと知ったのです。私にとっては、鮮烈な発見でした。

そのような、私とはちょっと違う性分（性格）を持っている人たちを、私は「波調の違う人」と呼んでいます。「うつ病になれない人」とも、表現しています。鈍感で、思いやりがないわけですから、うつ病になりたくてもなれない人たちです。こんなふうに表現することで、私の傷ついたココロを自分で癒し、なぐさめて、前向きにしてきたのです。それまでは、波調の違う人とは知らず、随分、余分なエネルギーを費やしてきました。

相手の機嫌が悪くなると、「私が何かをして、機嫌を損ねてしまったのだわ」と勝手に思い込み、「私は何をしてしまったのだろう?」と原因追求をしてきました。私は、不機嫌を他人に表現することはあまりなく、ココロは怒っていても「いいわよ〜」と、笑顔でその場を過ごす性格です。相手が不機嫌さを表に出すということは、私がとんでもなく大変なことをしてしまったということだ、いったい何をしてしまったのかと、一生懸命に探してきたのです。そして、相手との関係を修復しようと努力していた自分に気づいたのです。しかし、うつ病になってから、いろいろな人間や状況を観察してきました。観察したことで、「波調の違う人」がいることがわかったのです。これまで、私が職場で出会った「波調の違う人」を紹介しましょう。

ある職場でのお話です。Cさんは、「おはよう」と私が挨拶《あいさつ》しても、無言で通り過ぎることができる人です。一日目は、「あれ〜。聞こえなかったのかな？」。二日目も、返答がなく、私を見る目にどこか険しさを感じました。そして、他の社員が入ってくると、Cさんはニコニコして世間話を始めるのです。「あれ〜。私に怒っているの〜？」と感じるのですが、直接聞けずに、しばらく観察しながら、Cさんが私にだけ不機嫌になる原因探しをしました。

すると、周りで親切（？）に教えてくれる人（Dさん）がいました。「Cさんが、赤穂さんのこと○○って言っていたわよ〜」ってね。このような場合、○○の内容は事実無根だったり、私が気に入らないとか「えっ！　は〜？」と驚く原因が多いのです。私には理解できない理由で、職場で挨拶しない大人がいたのです。理由はどうであれ、社会生活の中（職場）で、挨拶ができない大人がいるという事実に驚きました。また、親切・丁寧に、その状況を私に教えてくれたDさんが、その話の場でしっかり同調して話に加わっていたのだろうかと思うと、「Dさんも、信用できないな〜」と、Dさんを警戒するようになりました。うつ病になってから、人に対する警戒心や不信感が強くなりました。

もう一人、別の職場で出会った人のお話です。Eさんは、機嫌が悪いのか、私が気に入らないのか、自社の商品を私に投げつける人でした。飛んできた商品を見る私の目は驚きでまるくなっていたと思いますが、目の前で起きた状況を理解するまで時間がかかりました。しばらくすると手が震え出し、動悸し始めました。Eさんの私に対する不機嫌な態度は、数カ月続きました。Eさんがいる職場へ行くのがとても辛く、苦しくなりました。あまりの苦しさから、勇気を振り絞って、状況を上司に説明して、相談しました。すると、上司からは「Eさんは、赤穂さんに限らず、新人さんには、いつもそういう態度を取る人だから、気にしないで」という返答でした。Eさんにもびっくりですが、このようなタイプの人と知りながら、Eさんを雇い続けている会社、そして、教育や指導をしない職場に、疑問を感じました。私には、社会、会社、組織、方針がよく理解できなくなりました。

それから数日後、朝起きられなくなるという、新たな症状が現れました。仕事へ行かなくてはいけないのに、起きられない。私のカラダが、私のいうことを聞いてくれないのです。とうとう、その日は、一日会社を休んでしまいました。

「波調の違う人」と我慢して接し続けると、うつ症状が悪化したり、再発したりするのです。再発の原因が、私とは「波調の違う人」と接することだったのです。人は助け合い、支え合うこともできますが、人によっては人間が壊れることを知りました。人が原因で、会社（学校）を休んでしまう症状を、身をもって知りました。私にとっては、新たな発見でした。

その後の後遺症として、Eさんの車を見るだけで、動悸がするようになりました。四十歳の大人が……。情けないと思いました。でも、いじめを受けている児童が学校へ行けなくなる心理に共感し、理解することができました。うつ状態になると、会社（学校）へ行きたい、行かなくてとは思っていても、カラダが動かなくなり、朝起きられなくなるのです。ココロは頑張って行こうとするのですが、カラダが先に反応して、正直に「イヤ」といって、動かなくなるのです。ですから、うつ病の再発・悪化予防のためにも「波調の違う人」を見極めて、近づかないことをお勧めします。私の場合、カラダを守るため、退職するか、あるいは働く場所や時間を変えてもらい仕事を続けてきました。自分のカラダやココロを守るための、安全な状況・環境作りには「申し出る」という、覚悟と勇気も必要なのです。

覚悟と勇気を持って言う、申し出る、一歩踏み出すことが、ココロのトレーニングです。覚悟と勇気が、細いココロの芯を太く育ててくれる栄養分になるのです。うつ病から快復するためにも、ココロの芯を、太く丈夫に育てなくてはなりません。

私自身が「波調の違う人」ではなくて、うつ病になれる人で良かったと、心から想います（笑）。

☆ポイント
「波調の違う人」と共存している事実を知ること。快復するまで「波調の違う人」には近づかず、距離を置くこと。

幸せの感覚……⑧

私は、うつ病から快復するために、自分のココロやカラダの観察をしてきました。自己分析することが好きなのかもしれません。観察をして自分自身を見つめることで、自分が感じることや想うことを察知しやすく、敏感になりました。また、私自身がどんな性格で、どんな人間なのかを知ることができました。

それから「今、私、喜んでいるわ」と、プラスな感情である嬉しさや楽しさをココロとカラダで味わうことができるようになりました。うつ状態がひどい時は、「嬉しい」「楽しい」「ワクワク」という感情を味わうことができなかったので、今ココロから喜びを感じて味わえることを、嬉しく幸せに想えます。うつ病の時に、マイナスの感情（陰《いん》な感情）である「悲しい」「寂しい」「辛い」「苦しい」という感情を、たくさん感じてきました。ですから「喜び」をカラダで感じられることが、嬉しく、幸せなのです。この感覚は、うつ病を経験しないと理解できない感覚なのだと思います。喜べる＝幸せ。笑える＝幸せ。楽しめる＝幸せなのです。こんなことで幸せを実感できる私自身が、幸せ者だと思います。最近では、日常の中で、幸せ探しをしています。幸せ探しをして過ごせるようになることが、体調もかなり快復している状態だと思います。

うつ病には、血圧や血液検査のような身体的な検査が、まだありません。自分のココロやカラダを観察しながら、変化に気づくことが検査になります。他人ではなく自分で気づくことです。これまで、できなかったことができるようになる。できるようになったことに気づけることが、快復している証《あかし》です。

笑えることが幸せ。喜べることが幸せ。今が幸せ。生きていることが幸せ。モノを手に入れた幸せではなく、ココロの幸せを感じられることが、人としての「真の幸せ」なのだと、私は思います。このような幸せを感じられるようになれたのは、うつ病になり、**廃人**のような体験をしたからだと思います。頑張って、あきらめずにうつ病のトンネルの出口を目指して、苦しさを乗り越えたご褒美だと思います。「うつ病になれた」と、ココロから幸せに想えます。うつ病は、なりたくても、なれないのです。幸せな人生へと、選ばれた人だけがなっている病気だと思います。

皆さんにも、あきらめずにトンネルの出口まで進んでいただきたいと思います。そして、まぶしいくらい幸せな人生を送ってほしいと思います。

☆ **ポイント**

自分のココロをしっかり観察する。自分が、どんなことで喜べるのか、幸せを感じられるのかを知ること。

プロフェッショナル（達人）編

ここまで、「入門編」では「静養（脳の炎症を抑える）」、「初級編」では「脳のトレーニング」、「中級編」では「ココロを感じる」、「上級編」では「ココロのトレーニング」について説明してきました。いよいよ最後の仕上げです。ここからは、ココロが疲れない人間関係の築き方、生活習慣の見直しについて述べます。

この時期の私は、パキシル二・五ミリグラム（4分の1錠）を、毎晩もしくは、二日おきに服用していました（パキシルの服用をやめようかどうかという量でした）。

ここからは、思考し、脳で考え、分析し、実行するという作業になりますので、心身ともに快復していないと、ちょっと難しいのですが、この作業ができるということは、うつ病からかなり快復している証です。

ココロが疲れない過ごし方……⑨

私は「できれば、あの人に会いたくないわ」「なんだかこの人イライラしてココロが乱れるわ」と、人間関係によって、ココロが疲れて体調をくずすことがありました。そして、うつ病が再発することを恐れて、人との距離を置いてきました。不安やイライラは解消されるのですが、対人関係をうまく築けない自分に対して「心が狭いのかしら」「協調性に欠けているのかしら」と、自己否定をしたこともありました。

私にとって、距離を置きたい人、イライラする人とはどういうタイプなのかを観察して探りました。観察の結果、私のココロが疲れてしまう原因は、相手の「しぐさ」や「話し方」でした。「では、私の話し方は、いったいどうなのだろうか。話にまとまりがあるだろうか。きちんとした挨拶ができているだろうか」と、自分を振り返るようになりました。距離を置いていた人が、私の反面教師になってくれているのだと想うようになりました。「避ける人」から、「教えてくれる人」へと変換することができました。自分を振り返ることにより、今の世の中、モラルやコミュニケーションスキルが、とても大切なことのように想えてきました。ストレス社会と言われていますが、一人ひとりのコミュニケーションのスキルを向上させることで、社会のストレスが軽減されるのではないかと思います。

私のココロのストレスの原因（ストレッサー）が、相手の「しぐさ」や「話し方」だとわかり、自己否定をしなくなりました。でも、まだスッキリしません。どこかで人をさげすんでいるような、人との間に見えない壁を、自ら作っているようで、また自分のことが嫌になってしまいます。自分のココロを穏やかにスッキリさせるには、人をさげすまない、壁を作らないことだと想いました。

人はそれぞれ、国籍や民族が違えば、意識すること、重要とすることや考え方、習慣が違います。それと同じように、家系や家族が違い、そこに個性が加わり、一人ずつ考え方が、違うということに気がつきました。「しぐさ」や「話し方」が違って当然なのです。私は、時間が気になります。それから、他人がものごとに取り組む姿勢や、意欲が気になります。でも、世の中の人全員が、私と同じことに、気になる人ばかりではないということに気がつきました。逆に、私もある人がとても重要に考えていることに対して「そんなこと、どうでもいいじゃないの」と言って、軽く考えているかもしれません。でも、その人にとっては、とても重要なことなのです。そして、気づかないうちに、相手の人をイライラさせてしまっていたのかもしれません。人がイライラしてしまう理由が理解できる、できないは別にして、何らかの原因が、ちゃんとあるということです。人はそれぞれ、感性が違います。この感性の違いがイライラの原因だと理解できた私は「私とは、タダ感性が違う人」と、相手との間に壁をつくるのではなく、相手を理解しようとする練習を始めました。ココロが疲れる原因を、一つ知ることができて、自分を責めたりすることもなくなり、随分ココロが楽になり、イライラすることも少なくなりました。

では、逆に私のココロが疲れない人とは、いったいどういう人なのかというと、私と感性や波長が似た人です。「波長」とは言葉では説明しにくい、目に見えないものですが、「波長」の合った人たちと過ごす時間は、ココロもカラダも疲れません。むしろ、元気やエネルギーをもらうことができます。私は、波長の合う人と過ごしている時間に、人生の充実感を得られるようになりました。これからの私の人生の時間を、波長の合う、充実を感じられる、ココロが疲れない人たちと過ごしたいと想います。私と波長の合う人との新たな出会いも、これからの人生の楽しみの一つです。

☆ポイント
自分のココロが疲れる原因を把握して、対処法を見出すこと。

ライフスタイルの見直し……⑩

人の健康は、運動、睡眠時間、生活リズム、食事など、生活習慣が源だと言われています。うつ病の快復方法としても、生活の見直し、食事療法や睡眠、運動などについて、いろんな提案がなされています。でも、はっきり言って、提案されていることができるようなら、うつ病、うつ状態ではないように思います。患者は、生活のリズムが整えられなくて、困っているのです。そこのところを、専門家の方々にわかってほしいとも思います。どのようにしたら、運動ができるのか、食事ができるのか、規則正しい睡眠をとれるのか、生活リズムを整えられるのかを、教えていただきたかったのです。

私の場合、運動、食事、睡眠に配慮した規則正しい生活を頑張って送ろうとすると、体調は悪化しました。うつ病が快復すれば、自然に規則正しい生活が送れるようになります。無理に規則正しい生活を送ろうとせず、その時の体調に合った、心地のよいこと、カラダやココロが喜ぶことを取り入れてきました。自然に規則正しい生活が送れるようになれば、寛解に近い状態です。あと一歩です。

そして、体調がよくなり、規則正しい生活が送れるようになってきたら、うつ病の再発予防のために、運動、食事、睡眠などを見直して、実践してきました。

世の中は、健康ブームですから、健康のためのいろいろな方法が提案され、情報が氾濫《はんらん》しています。私は、良さそうだと思った方法をいろいろと自分で試してきました。「ふむ〜、これはイマイチ」「これは、ダメ」。自分のカラダとココロを観察しながら、カラダとココロの声を聴きながら試してきました。そして、私に合っている、実際に効果があったものを取り入れています。

まだ、経過観察中ではありますが、私に効果があったものをご紹介します。ただし、私に合っているからといって、皆さんに合うとは限りません。参考にして、皆さんに合うものを、イイと感じたものを取り入れてくださいね。

①運動

うつ病の治療中は、散歩など有酸素運動をよく勧められます。私は治療中、エアロビクスをしたりスポーツクラブでトレーニングをしたりしていました。でも、決して有酸素運動を取り入れようとしたわけではありません。エアロビクスが好きで、カラダを鍛えることが好きだったからです。治療中は、好きだったはずの運動ができなくて悲しい思いをしてきました。運動を取り入れようとすることより、好きなことを取り入れることです。

そして今、寛解して運動を生活に取り入れています。毎朝のラジオ体操です。NHK教育テレビで放送されているテレビ体操を毎朝行っています。これが気持ちよくて、はまっています。ナビゲーターの「おはようございます」という笑顔の挨拶が、私のココロも笑顔にしてくれます。そして、ピアノの演奏がココロを癒してくれます。この毎朝の運動が、私のカラダにはとても心地よいのです。心地よいので、もう一年以上続いています。続いていることに、自分でも驚いています。最近では、意識してカラダを動かすことにより、じんわりと汗がかけて、体操ではなく、運動と呼べるくらいの運動量になっています。カラダを動かすことを意識すると効果が上がります。

皆さんにとって、心地よい運動は、何でしょうか。散歩、ランニング、エアロビクス、球技でしょうか。実は、床《ゆか》の雑巾がけ、窓拭きなど、日常生活の作業も、心地良い運動に早変わりすることもありますので、生活をふり返ってみて、毎日の運動、体操として使えそうな作業を探してみてくださいね。

②食事と栄養

私はこれまで、うつ病になる前からも、ずっと「食べて幸せ」と感じたことがありませんでした。むしろ、食べてしまった後悔や、「食べる＝太る」という固定観念が頭を離れることはありませんでした。これは、軽い摂食障害でしょうか。イライラしている時は、ファミリーパックサイズのお菓子一袋を、一人で食べきってしまいました。「これでやめよう。この一つでやめよう」と、決意して食べるのですが、やめられずまた一つ。気づいたら、一袋を食べ切ってしまうことなど、日常茶飯事でした。ロールケーキ一本を、ペロリと食べてしまいます。そして「あ〜、また食べてしまった」と、後悔と自責の念の繰り返しでした。そして、食べてしまった自分にイライラするという悪循環です。「ダイエットしなくては」という言葉が、常にアタマにある人生でした。うつ病になった時は、一〇キログラムも体重が増えてしまいました。重くなったカラダ、太くなったカラダを見るたび、ため息が出て、自分の醜さを感じて、ココロまで重くなりました。

そして、自分を観察して分析した結果、わかったことがあります。食べ過ぎや満腹の状態になると、うつ状態に陥ります。気分が良くて「さあ仕事をする前に、腹ごしらえをしてから」と、食事をとります。すると、眠気が襲い、気分の良さはどこかへいってしまいます。仕事の効率も悪くなり、自己嫌悪に陥ってしまいます。このことに気づいてからは、腹八分目を心がけるようになりました。

とは言っても、イライラすると食べてしまう自分もいました。決して食べたいのではなく、イライラを解消させるために食べているのです。でも、イライラは解消されません。むしろ、食べてしまった自分に、またまたイライラします。そんな中で「噛《か》む」ことが、イライラ解消になっていることに気がつきました。それからイライラした時は、ガムを噛むようにしてみました。結構イライラ解消になりましたが、噛みすぎると翌日、あごが筋肉痛になってしまいました。皆さんも噛みすぎにはご注意くださいね。

過食を抑えるには、過食そのものを抑えるのではなく、イライラをなくすことです。ストレスの原因を探して、イライラを軽減させることです。または、自分のココロをイライラさせないようにトレーニングすることが必要になります。このイライラさせないトレーニングについては、四二ページの内容や八五ページの「ココロが疲れない過ごし方」をご参照ください。

そして、今では、三食を気持ち良く、美味しく食べられる幸せを感じながら、食事ができるようになりました。そしてカラダへの栄養分として、栄養バランスを考えて、食事を作る楽しさまで感じられるようになりました。間食は、ご褒美として時々とっています。でも、間食をすると、次の食事が美味しく食べられないので、あまり欲しいと思わなくなりました。すごい変化でしょ。そして、三カ月で、八キログラムの減量をすることができました。その後も食事をしっかりとっていますが、体重はすっかりうつ病前の体重に戻すことができました。今も無理なくカラダとココロに心地よい食生活を続けています。いろんな方法や考え方があるとは思いますが、私が実践して、私のカラダが喜んでいる、そして無理なく継続できている方法をご紹介します。

先ほどもお伝えしましたが、満腹になるとうつ状態に陥ります。このことを、カラダが体感して、脳が納得できれば、過食は防げます。私の脳が理解するまで、実験、観察、分析を繰り返してきました。自分を見つめることが大切なのです。私は、食事に限らず、自分のカラダの声を聴きながら、私のココロとカラダが健康であるために、自分を見つめて、自分のデータを取るのです。何に喜び、何にイライラするのか、自分で自分を理解するのです。寛解するには、自己分析が大切なのです。

私の自己分析の結果、お勧めの食事は、糖尿病患者さん用の食事、高血圧症患者さん用の食事です。ズバリ、塩分控えめ、油控えめ、間食控えめ、カロリー控えめにすることです。本来の、日本人のカラダに合った食事に戻せばいいのです。健康で過ごしたいなら、家族の健康を思うなら、糖尿病の患者さんのための食事を一度勉強してみてくださいね。

私が、現在の食生活にたどりつけたのは、二〇一〇年二月に間質性肺炎を発症して、約二カ月入院生活を送ったことがきっかけでした。「人生必要なことしか起きない」。私の人生にとって、必要な入院生活だったのだと思います。私の食事の意識が、一八〇度変わりました。二カ月間の入院中に、病院内で行われていた栄養教室に、積極的に参加しました。栄養教室で、食事の大切さについて学び、脳がしっかり理解することができたのです。今まで、栄養バランスなど何も考えずに、食べたいものを食べたい時に食べていました。無理なダイエットもしてきました。そんな私にとって入院中の栄養教室参加は、私の食生活のターニングポイントになりました。そして、三食しっかり食べて、ダイエットをしたわけではないのに体重が減りました。うつ病になる前の体重にすんなりと戻り、ココロもカラダも軽くなりました。食事や体重の変動は、うつ状態に大きく影響します。翌朝気持ちよく目覚めるために、就寝前の食事は、量も油も塩分も砂糖も控えた食事をしています。夕食を食べすぎると、寝つきも、眠りの質も悪くなり、翌朝の目覚めも最

赤穂家の朝食

トースト
シナモン＆ジンジャーミルクティー
バナナ＆プルーンヨーグルト
カラフル野菜サラダ

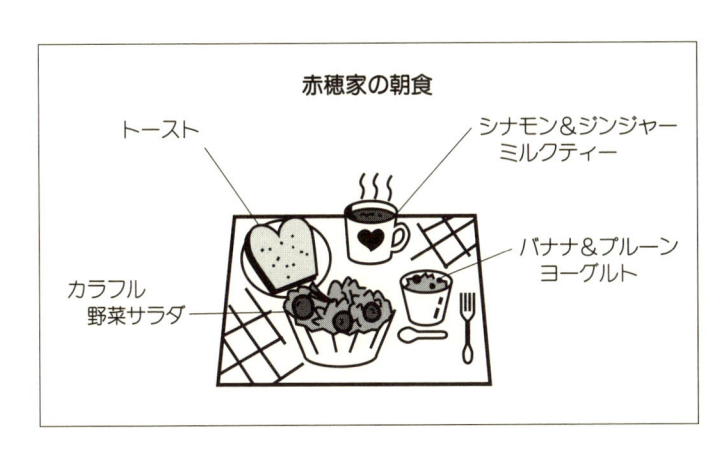

悪です。このことをカラダが理解すれば、スムーズに食事を見直すことができました。

我が家の夕食は、根野菜、きのこたっぷり雑炊《ぞうすい》が定番メニューです。これで眠りもスムーズです。食事のことだけで一冊本が書けそうなくらいですが、今回は簡単に結論だけお伝えしますね。

現在の赤穂家の食事は、朝食には、シナモン＆ジンジャーミルクティー（ウルトラしょうが使用）、カラフル野菜サラダ、バナナ＆プルーン（最近は、ブルーベリーも加えています）ヨーグルト、トースト。昼食は、娘とお揃いの手作りサンドイッチを食べています。このサンドイッチは、娘の友達に好評らしいので、嬉しいです。実は、スーパーのお惣菜のコロッケを使った、お手軽手作りサンドなんですよ。でも、楽しく作って、楽しく＆美味しく食べられて、親子の会話も弾みます。以上が、料理を楽しみながら、私

シナモン&ジンジャーミルクティーの作り方

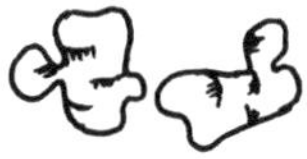

◆材料

A｛
水……45cc
ウルトラしょうが[*1]……１枚
鷹の爪……１本（２mm幅に輪切り）

紅茶（アッサム）の葉……ティースプーン３杯

B｛
すりおろししょうが……１かけ分
牛乳……200cc
シナモンパウダー[*2]……たっぷり（お好みで）

てんさいオリゴ糖[*3]……お好みで

◆作り方

１．小鍋にAを入れて弱火で沸騰させる。
２．火を止めて，紅茶の葉を入れて，３分程おく。
３．２にBを入れて，弱火で温める。
４．茶こしでこしカップに注ぎ，お好みで甘味をつける。

＊１　ウルトラ（乾燥）しょうが……冷え性に効果あり？（検証中）
　　２mmくらいにスライスして，乾燥させたしょうがのこと
＊２　シナモンパウダー……毛細血管を育てる？（検証中）
＊３　てんさいオリゴ糖……便秘に効果あり！　北海道特産の甜菜《てんさい》（さとう大根）から作った甘味料

注）＊１～３は，テレビで放送された情報をもとに，現在食事に取り入れています。

のカラダもココロも喜んでいる、我が家の食事メニューです。何よりも、食事作りができて、後片づけもできて、食べることに楽しさや幸せを感じられるようになったことが、何よりも嬉しいのです。

③生活リズム

今現在の、私の生活リズムをご紹介します。

次の表は、一日の過ごし方です。休日はちょっと変わりますが、心地良い過ごし方を探りながら、生活リズムをあまり変えないように過ごしています。中でも私のお勧めは、ＮＨＫのテレビ体操です。雨の日も、晴れの日も、雪の日も関係なく、決まった時間に、毎日続けられます。一年間続けられていることに、自分でも驚いています。「続ける」のではなく自然に「続いている」ということが大切です。続いているのは、自然で無理がなく、カラダやココロが喜んでいるからだと思います。

「続けられる」ことに、出合うということが大切なのです。

決まった時間に、決まった作業（行動）をすることで、自然に生活とカラダのリズムが整ってきます。私の場合、生活リズムの変化は、疲れや体調をくずすもとになりました。

赤穂依鈴子の一日

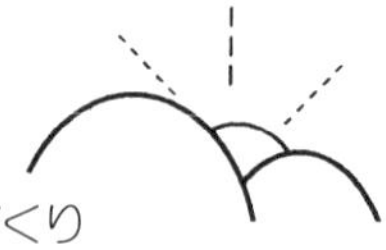

2：00			起　床
	～		朝食・昼食（お弁当）づくり
			夕食の下ごしらえ
4：20	～		朝シャワー・化粧・身支度
5：20	～		朝　食
5：50	～		後片付け　娘，起床
6：25	～		NHKのテレビ体操
6：50	～		出　社
15：20	～		退　社　　買い物
16：00			帰　宅
	～	17：30	夕食作り・洗濯・掃除　など
17：30	～		夕　食
	～	19：30	後片付け　など
19：30	～		シャワーで，カラダを温める
			軽く，ストレッチ体操
20：00			就　寝

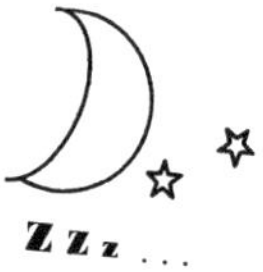

例えば、ゴールデンウィーク、お盆、夏休み、お正月、連休などを過ごしたあとは、うつ状態になりました。連休が怖くなったこともありました。このような経験から、今は平日、休日、連休に関係なく、生活リズムが変わらないように生活をしています。

生活リズムが整えられるのは、会社や学校などへ行く予定があるからなのだと思います。人は、予定があるから起きられるし、支度もできます。でも、一日の予定のない生活がずっと続くと、人はどうなるのでしょうか。きっと、活き活きした人生にはならないと思います。うつ病を快復させるためには、休養期間は必要です。でも、長すぎる休養期間は、快復を遅らせるようにも思います。無理なく出勤して仕事をすることは、うつ病のリハビリになり、自然に生活とカラダのリズムを整えてくれるのだと思います。

寛解した今は、二〇時に就寝するために、一日の計画を立てて過ごしています。夜の食事や飲み会のお誘い、仕事の打ち合わせなどは、お断りするようにしています（断れるようになれました）。就寝時間を変えないことが、私の体調管理、うつ予防法です。

この生活リズムを整える作業を、うつ状態の時にはできませんでした。一日一日を過ごすことがやっとでした。悩みや哀しみ、絶望感と向き合い、解消したい、脱出したいと願いながら過ごすことが精一杯でした。仕事へ行くのがやっとでした。翌朝、起きられるか、起きられないかと不安に想いながら、布団の中に入っていました。そのような状況で生活リズムを整えることを考える余裕などありませんでした。思考力もまだ回復していませんから、計画を立てるなど、とても難しい作業だったと思います。

でも、寛解すれば生活は整えられます。寛解すれば、ココロも、カラダも、脳も、生活も整います。快復すること、寛解することを信じて、あきらめずに治療を続けてください。私は皆さんに、うつ病が寛解することを、私の身をもって証明したいと思います。今、言葉（文章）でしかお伝えできないことが残念ですが、いつか、私を実際に見ていただけたらと思います。こんなに元気で健康で幸せな人生が送れていることをお伝えいたします。

☆ ポイント
ココロとカラダが喜ぶ生活を送ること。

快復のためのトライアングル

私は、うつ病を快復させるために必要な要素を、トライアングルで表します（一〇二ページ図1）。

治療開始したばかりの初期では、ストレスを感じる環境から離れて、服薬してゆっくり休むことが効果的です。そうすることで、脳が快復していきます。脳が快復してきたら、脳の風邪の元になった、ココロの風邪を治します。ココロをケアしなくては、うつ病は快復していきません。このココロのケアの仕方を知らないから、うつ病が治りにくい、再発しやすいのではないでしょうか。見えないココロのケアをする方法を見つけるのに、私は随分苦労しました。

そして、私が見つけた方法が「心のバランス」（一〇三ページ図2）を整えることです。「心の

治療 初期

治療開始直後は、服薬して、ゆっくり休むことが先決です。

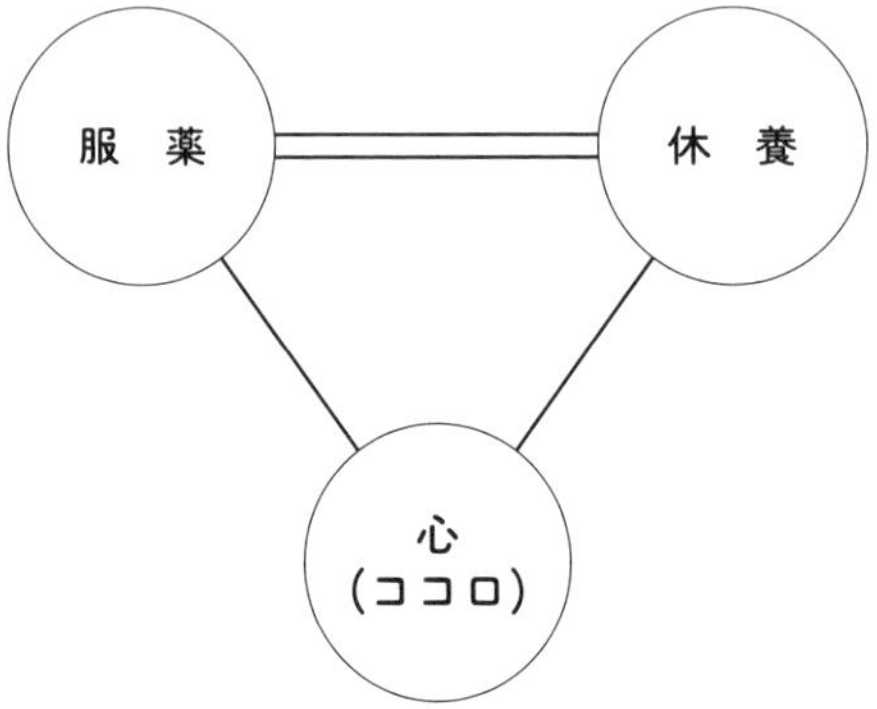

図1　快復のためのトライアングル

バランス」も、トライアングルで表現しています。心が、図2に示す三つの要素によって、安定することに気づいたのです。

まずは三つの要素となる「愛」「経済」「夢」によって自分の心のバランスが形成されていることに気づくことが、「心のバランス」を保つことの第一歩になります。「心のバランス」を整えることで、穏やかな心になれるのです。そして、三つの要素を少しずつ取り入れていくことが、人生なのだと私は思います。

「人生をかけて『愛』『経済』『夢』で、自分のココロを満たす＝幸せな人生」なのだと思います。「愛」は優しい心を育みます。「経済」は心を豊かにしてくれます。

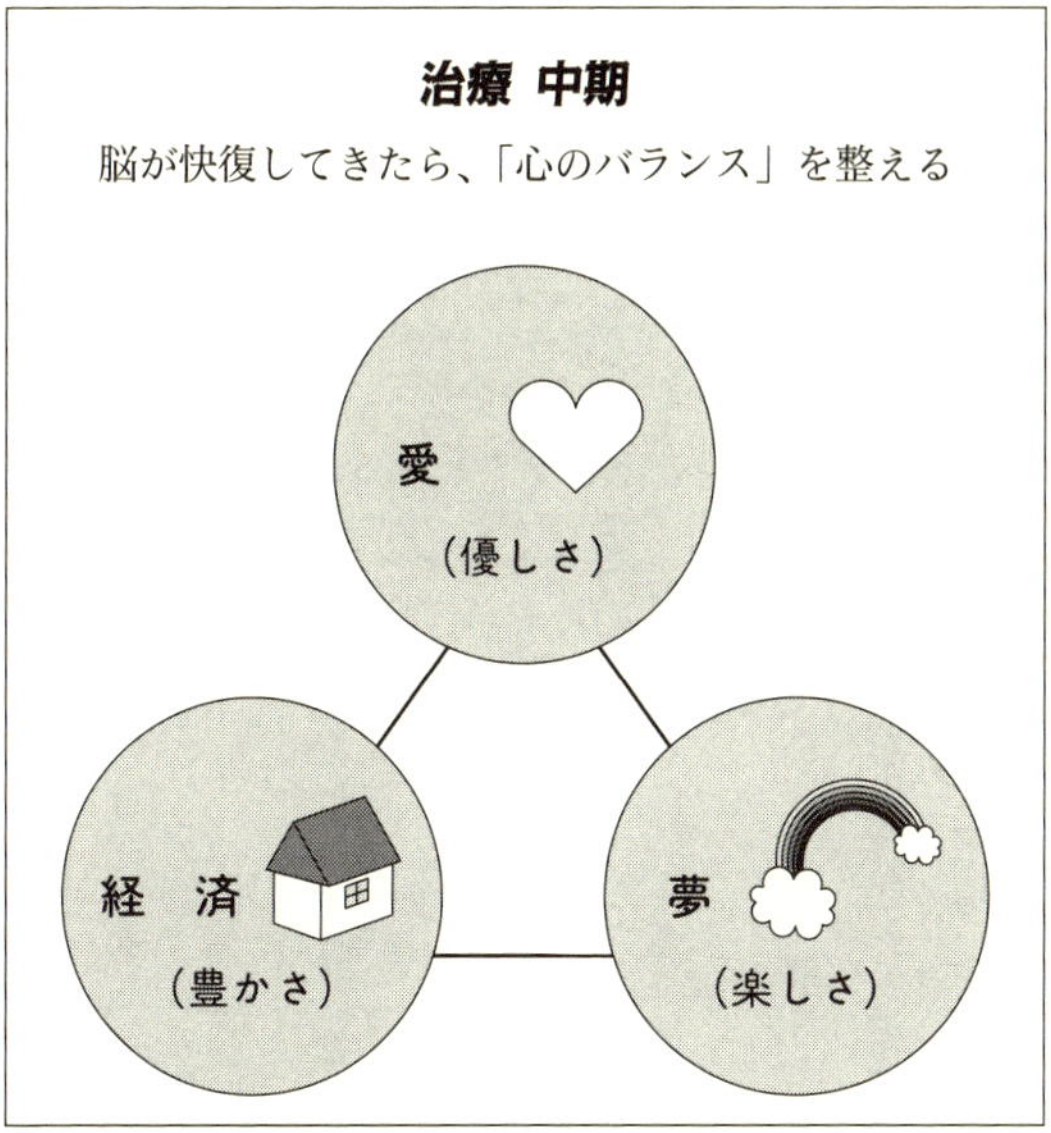

図2　心のバランス

そして、働く意欲になります。「夢」は楽しい気持ちにしてくれます。夢が成長して、変化して、人生そのものが楽しくなります。愛する人との生活のため、経済を見つめて、人生の夢を描きながら生きる。自分らしい生き方を見出せてこそ、うつ病の快復と言えると思います。これを見出すまで私は、うつ状態を何度も繰り返しました。現在は、夢を成長させながら、人生を楽しめるようになりました。心の風邪から快復し、予防するコツを摑《つか》みました。ですから、今の私には、心の風邪をこじらせて、うつ病になるのではないかという不安はありません。今は、夢が成長していくことや、自分の人生がどうなるのかが、とても楽しみです。

うつ病の検査

うつ病の状態は、血液検査のように数値で確認したり、レントゲンやCT（コンピュータ断層撮影）や超音波のように、影像として確認することはできませんでした。ですから、自分自身のカラダやココロの感覚で、私のうつ状態や、うつレベルを測ってきました。私にとって、自分で「体調がイイ」と想える時の様子をご紹介しましょう。

・朝、目覚まし時計がなくても、（体内時計で）起きられる。
・食事作りが楽しく、お料理が色鮮やかに仕上がる（特に野菜サラダ）。
・お弁当を作るとき、子どもが喜ぶ顔が想像できる。
・食事のコントロールができる。
・洗濯物が溜まらない。

・一日に、いくつかのスケジュールをこなせる。
・整理整頓、掃除ができる。
・家庭ゴミの分別、ゴミ出しがスムーズにできる。
・次の行動のイメージが湧き、自然に行動できる。
・ココロもカラダも軽いことを体感できる。
・変なイライラ感がなく、ココロの穏やかさを感じられる。

など、カラダが自然に動いている時に「体調がイイ」と実感し、体感からうつレベルを測ってきました。

また「へえ～、私ってこんなことで嬉しくなり、こんなことが好きだったのね」と、知らなかった自分を発見することもできました。自分のことは、知っていたようで知らなかったことに気づいたのです。

それから「わかってほしい」「なぜ、わかってくれないの？」と、嘆いていたこともありましたが、私自身がわかっていないのに、周囲の人に理解してもらえるはずがありません。人に「わかって」と言う前に、まずは自分で自分を理解すること。自分を知るということも、うつ病の快復につながります。自分を理解するためには、まずは「自分観察」をすることです。自分は、どんなことに喜びを感じて、どんなことに辛さを感じるのかを、自分が知ること。そして、自己紹介ができるくらいに、自分の特長（他とは比べる必要のない、自分が思う長所）や個性をまとめることです。

私は、猫が好きです。体を動かすことや、エアロビクスが好きです。素敵な笑顔で優しくてココロが温かい人が好きです。そして、私のココロが、どんなことがあっても動じないココロ、いつも穏やかなココロでいられることを望んでいます。限られた私の人生の時間を、穏やかに過ごせる人と一緒に過ごす時間をたくさん持ちたいです。貴重な時間を大切に使いたいです。

私自身がわかってきたら、不思議なことが起こりました。私を「わかって」「聞いて」と、他人に理解を求めなくてもよくなったのです。他人の目が気にならなくなり、ココロが軽くなりました。自分が楽しい、嬉しいと感じることを、自分で選択できる生き方は、とても充実したものです。

自分のココロが穏やかなのか、乱れているのかをチェックして、疲労度を測ることも、私のうつ病自己検査の一つです。

今の体調は、私が本来持っている元気さの九〇％なのか、一〇〇％なのかを、いつもじっくり観察しています。まだ、余力や可能性があるような気がしています。

☆ **ポイント**

自分を観察して、自分を知ること。

寛解のためのトライアングル

寛解するためには、三つの要素が必要です（一一〇ページ図3）。

ココロの底から湧き起こるような、「願望」と「決意」と「行動」です。

ここで言う「願望」とは、人生を賭けるくらいの、強く熱い願いのことです。そして、願望を叶えるためにはあきらめない「強い決意」と「行動力」が必要です。「これからの人生を、こう生きよう」と願望を描き、決意して、前進するのです。

前進する時は、自分の中の不安やあきらめの、弱いココロとの闘いでした。ココロの弱さとの闘いの末、勝利すると、ココロに自信と勇気、そして喜びが満ち溢《あふ》れてきました。そうして、私のうつ病は寛解しました。今はうつ病が再発するのではないかという不安もなく、自分に、そし

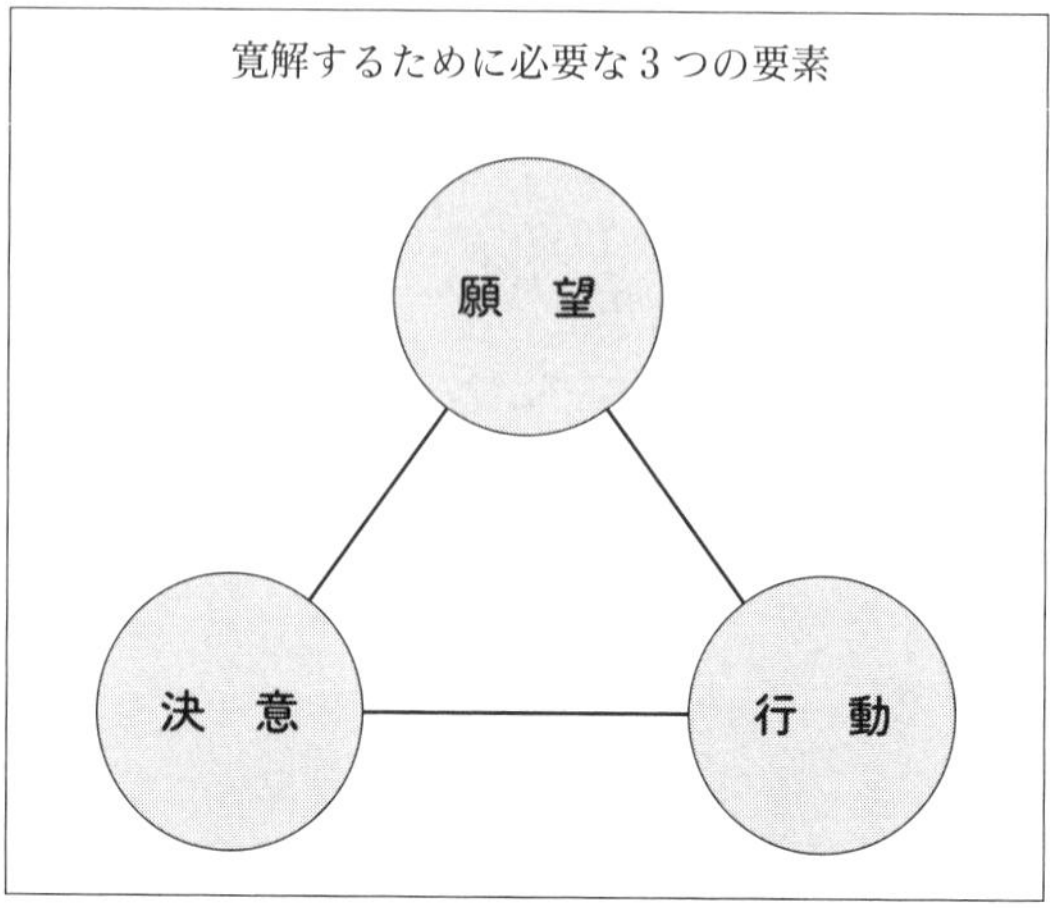

図3　寛解のためのトライアングル

てこれからの人生に自信と希望を持って進んでいます。うつ病が寛解するには時間がかかり、容易ではないのです。うつ病の原因となった、ココロの風邪をきちんと治すためには、ココロから湧き起こる願望と決意と行動の三つの要素が必要なのです。

願望

うつ病は、服薬と休養で、ある程度まで快復します。そして自分のココロを見つめて、自分を知ることでさらに快復します。しかし、それだけでは寛解はしません。寛解するには、「絶対に治りたい」という強い願いである願望が必要です。うつ病になっている人は、細いけれど自分の芯、信念を持っている人なので、治せるはずです。家族や主治医に「治してもらおう」ではなく、本人が「治りたい」とまずは願うことです。

私や皆さんの周囲の人の願いだけでは、皆さんが寛解することはありません。皆さんが「治りたい」と強く願うこと、「願望」が必要なのです。皆さんが願わないと始まらないのです。快復することと、寛解することをあきらめたり、人に頼ったのでは、前に進まないのです。

「治りたい」と、強くココロから願う気持ちがあれば、「よし、治そう」と決意することができるでしょう。

夢と願望の違い

うつ病の快復初期では「願望（強い願い）」は、逆に焦りにつながり体調によくありません。脳がまだ快復していないので「夢（淡い願い）」くらいがちょうどいいでしょう。「夢」は、願望（強い願い）と違ってふんわりとした感じです。夢を叶えるためには、力を入れないこと、熱くなりすぎないことです。夢をいつも持ち、それに向かって進むことを意識し、進めることを嬉しいと感じることです。

うつ病になる前は、目標に向かって熱心に取り組むことができていたとしても、うつ病になって脳が回復していない時は、「〜するぞ！」「〜します」と目標や決意を宣言するより、「〜なったらいいなぁ」「〜なりたいなぁ」という淡い願いを抱《いだ》くぐらいで、ひとりココロの中で、そっと想うぐらいが体調に良くて、叶いやすいように想います。この力《ちから》加減がコッです。叶えようと頑張らないこと。そっと想って、時々忘れるくらいがちょうどイイです。

これまで、私の夢（淡い願い）で叶ったことは

・笑いたい
・出かけたい
・うつ病を快復させたい
・ピア・カウンセラーになりたい
・人に温かさを伝える本『バニラエッセンス』を出版したい
・講演活動をしたい

信じられないかもしれませんが、淡い願いを抱くだけで叶ってきました。夢を叶えるコツは、

叶えようと努力はせずに、夢を忘れないで、いつか叶うことを信じることです。ふんわりとした夢があったから、うつ病から快復することができたのです。

「快復したい」の次の夢は「寛解したい」でした。でも、寛解するためには、ふんわりした「夢」ではなく情熱的な「願望（強い願い）」が必要なのです。

希望

「治りたい」という願望（強い願い）を持つためにも、うつ病に対する自分の不安や偏見を取りのぞく必要があります。うつ病は、寛解する（治る）病気だと知ること、そして**希望**を持つことです。

「うつ病は、一生治らない」「薬は癖になる」。私はこの言葉に、かなり惑わされ、快復・寛解が遅れてしまいました。でも、こうして寛解した私を見てもらえれば、お薬も癖になっていないことは、一目瞭然です。私は、寛解することを確かめたくて、実証したくて、治療を続けてきました。うつ病は治らない病気ではなく、治せる病気です。寛解する希望を持って治療を継続して、皆さんにも、私と同じように寛解する日を迎えてほしいと思います。

決意

うつ病を「治したい」と願望（強い願い）を持ち、「治そう」と決意できましたか。時々、あきらめや不安なココロが、あなたの決意の邪魔をしにやって来ますが、大丈夫です。あなたの決意が本物かどうかを試しに来ているのです。今決意できなくても、あきらめなければ、決意できる時は必ずやって来ます。無理に思い込もうとするのではなく、「治したい」「治そう」と、自然にココロから湧き起こって、決意できる時がやって来ます。その時を静かに待ってくださいね。

行動

決意できたら、次は行動です。服薬を継続することです。薬を手のひらに乗せて「私の病気がこれで治りますように」「この薬で治そう」と、薬に向かって唱えてください。そして、服薬してください。これが「行動」です。ただ主治医に処方されたお薬を飲むのではなく、願って飲むことです。そして、受診の時、体調の変化などを、しっかり主治医に伝えます。主治医との信頼関係を築いていくことも大切です。

思っているだけではなく、行動することです。思っているだけでは何も変わらないし、前に進みません。行動することで変化が表れます。表れた変化に対して何かを感じることで、次の行動へと前進できます。

願望が湧き起こったら、願望を叶える決意をして、行動を起こす。この作業を繰り返すことで、快復、そして寛解するのです。

☆ **ポイント**

願望 → 決意 → 行動　を繰り返すこと。

おさらい

うつ病の患者さんが、脳のエネルギーを使わないように、これまでの内容をまとめました。

うつ病になれる三カ条

一　優しくて、温かな人
二　純粋で、繊細な人
三　細いけれど芯のしっかりした、責任感のある人

ご家族や周囲の方へ――五つのお願い

一　大きな声、早口で話をしない。
二　微笑みを絶やさない。
三　会話ではなく、ココロのこもった挨拶をする。
四　ストレスをためて、イライラしない。
五　うつ病が治ることを、疑わない、諦めない。

快復のためのトライアングル（図は一〇二ページ参照）

・休養
・服薬
・心（ココロ）

心のバランス（図は一〇三ページ参照）

・愛
・経済
・夢

寛解のためのトライアングル（図は一一〇ページ参照）

・願望
・決意
・行動

快復・寛解のためのポイント

・入門編

・人から勧められて行動（通院や転院）するのではなく、自分自身が**決心して行動すること**。

・初級編

・「治療を開始する」**決心**をすること。

・行動を起こす時、**脳（アタマ）とココロで理解**してから進むこと。

・自己否定している自分に、自分で気づき、ブレーキをかける練習をすること。

・中級編

・**「素敵な自分」に気づく**こと。誰かに言われるのではなく、誰かに認めてもらうのではなく、自分自身で「素敵な自分」に気づくこと。

・寛解のために、夢を持ち、**夢を描く**こと。

・上級編

・**「波長の違う人」**と共存している事実を知ること。快復するまで「波長の違う人」には近づかず、距離を置くこと。

・自分の**ココロをしっかり観察**する。自分が、どんなことで喜べるのか、幸せを感じるのかを知ること。

・プロフェッショナル（達人）編

・自分のココロが疲れる原因を把握して、**対処法を見出す**こと。

・**ココロとカラダが喜ぶ生活**を送ること。

なぜうつ病になるのか

私は、なぜうつ病になったのか、原因を探してきました。一般にはストレス、寝不足、残業の多さなどの加重労働、人間関係、家族関係などが原因だと言われますが、私の場合は違いました。私がうつ病になったきっかけは人間関係もありましたが、当時の生き方が、カラダとココロに合っていなかったから、うつ病になったのだと思います。そのことを、うつ病が教えてくれたのです。人生の軌道修正をするために、うつ病になったのだと思います。自分本来の生き方や、生きる目的や意味を見つけるために、うつ病になったのです。目の前の、人間関係やストレスにごまかされていましたが、私が昔描いていた夢の人生へ、自分本来の人生へと軌道修正するためにうつ病になったのです。理想の結婚、理想の職業、理想の人生のためにうつ病になったのです。

自分をごまかした人生を送っていたから、うつ病になったようです。自分に、嘘がつけない、正直者なのです。この仕事でいいの？　この結婚でいいの？　今のままでいいの？　そんなココロの叫びが、うつ病となって、カラダが教えてくれたのです。

ようやく私は、遠い昔描いていた理想の人生を思い出して、歩み出すことができました。今の私は、ひとの目を気にせず、自分をごまかさず、自分を大切にしています。きっと、この先うつ病を再発することはないでしょう。そのことも、これからの人生で確かめて、いずれご報告したいと思います。

私の理想の人生とは、日々課題やテーマを持って、自分を観察して、自己分析をして生きること。自分のココロを見つめて、ココロを成長させることが、私の人生なのです。ただ生きる、年をとる、老いるのではなく、いくつになっても、その年齢にふさわしいテーマを持って生きること、毎日課題を持って生きられることが「人生」です。

この答えを出すために、そして、このことを皆さんにお伝えするために、うつ病になったのです。これからは、講演や執筆を通して、課題を持ちながら生きる大切さをお伝えするのが、私の生きる目的の一つです。こうして、生きる目的を探したことで、うつ病からの快復に大きな効果が表れました。

幸せな人生への切符

私の夢の一つは「幸せな人生を送ること」です。幸せになりたくて、離婚をして、第三の人生を邁進《まいしん》してきました。でも、「幸せ」って何なのでしょうか。どんなふうになれば「幸せ」と言えるのでしょうか。

私が出した答えは「私が『幸せ』って感じられること」です。日々を過ごす中で「幸せ！」と感じられることは何かを探して、「幸せ」をカラダとココロで感じながら過ごしています。最近感じた幸せは、今の生活、仕事、家族と過ごす時間です。そして、夢が常にあること。今こうして自分の思い通りに動いてくれるカラダとココロを取り戻せたことが、私にとっての幸せです。

うつ病になった時は、自分のココロとカラダが自分の思い通りに動いてくれませんでした。今は、私の気持ちと思考が連鎖して、カラダが動いてくれます。ココロも自分でコントロールできるようになりました。

私は、うつ病以外にも、いくつかの病気を患ってきました。急性肝炎、左膝窩動脈瘤《ひだりしつかどうみゃくりゅう》、混合性組織結合病。そして、一年前には、間質性肺炎を発症しました。どれも珍しい病名ばかりですが、多くの病気を患い、病気に向き合ったことで、発見できたことがあります。それは、私にとって病気は、「幸せな人生への切符」なのだということです。「罰《ばち》が当たった」「日頃の行いが悪いから、病気になる」という人もいましたし、私もそう思っていたこともありました。でも今は、幸せになるために、幸せを感じるために、病気になるのだと思います。

病気を乗り越えることは、幸せな人生へ進むための検定試験を受けるようなことではないでしょうか。病気は、自分がなりたくてなれるものではありません。「幸せな人生検定試験」を受ける素質、幸せになる資格がある人が、病気になれるのだと思えば、病気になることも今の私には貴重なことなのです。

間質性肺炎という病気を乗り越えたことは「幸せ検定一級」に相当すると思っていますが、私は見事に合格したと思います。

そして、合格者には、幸せ人生への列車の切符が手渡されるのです。切符を手渡されても、乗車するのかしないのかや、いつ乗車するのかという絶妙なタイミングの選択が必要です。この選択力は、うつ病から快復する間に、身につきました。自分のココロとカラダの声を、聴き取りながら進む力です。今私は、その切符で、幸せ人生への列車、それも特急列車に乗車できたと想えるくらい、幸せをいっぱい感じながら日々を送っています。これからの人生が、楽しみで仕方ありません。今まで、歩んできた人生が無駄ではなく、あの時のあのことがあったから現在があると、過去を振り返ることができるようになりました。

どんな病気でも、快復・回復をあきらめないことです。病気に向き合い、病気に対する不安や苦しみの感情、ココロと向き合い、苦しみを乗り越えられた時、そのたびに、私は、喜びや感謝、そして、幸せを実感することができました。現在の私は、うつ病ではなく、自己免疫疾患で膠原《こうげん》病《びょう》の一種である混合性組織結合病と付き合い、経過観察をしながら、自分の人生を送っています。

混合性組織結合病には、たくさんの症状があります。そのうちの一例が関節炎や筋炎、シェーグレン症状やレイノー症状です。でも、どの症状が現れるかは人によって違います。そして、私に現れた症状の一つが、間質性肺炎でした。異常な息苦しさから、人生の終わりのお迎えがきたと覚悟をしました。覚悟はしたけれど「まだ、生きていたい」という自分のココロの声を聴き取りました。そして、一カ月間は、不安や恐怖のココロとの闘いでした。正直に言うと、毎日、病室で泣いて過ごしました。うつ状態が悪化するのではないかと心配もしましたが、特に悪化することはなく、むしろ悪化しなかったことが自信になり、パキシルを断薬することができたのです。そして、ここは間質性肺炎と向き合うことが、今回の課題だと感じました。ステロイド治療への覚悟、これから生きる覚悟、いろんな覚悟をすることが必要なのだと感じました。間質性肺炎という病気を理解して、受け入れた時、ココロが晴れ渡りました。振り返って思うことですが、うつ病を寛解させるために、間質性肺炎という病気に対する不安や恐怖心を、乗り越える必要があったのだと思います。

ただ、生きるのではなく、人生を観察して生きられるようになれたことに、今は幸せを感じています。

いくつかの病気になった私の感想ですが、うつ病が、一番苦しく辛い病気でした。うつ病ほど最悪に思える病気はありませんでした。うつ病を乗り越えられたら、寛解できたら、そこには、素敵で幸せな人生が待っています。どうか皆さんも、あきらめずに快復、寛解を目指して、幸せ人生を体感してください。私と同じうつ病になった人に、私と同じように幸せを感じる人生を送ってほしい、これが今の私の願いであり、夢です。どうか皆さんで、私の夢を叶えてくださいね。

人生のターニングポイント

私の人生のターニングポイントは、病気や入院と重なっているようです。二十二歳で急性肝炎になり一カ月入院した時、転職そして結婚がありました。三十二歳でうつ病になり、離婚しました。三十六歳で左膝窩動脈瘤が見つかり入院した時、NPO法人エッセンスクラブを設立しました。

そして、この本の原稿を、間質性肺炎の治療のために入院した病院の病室で綴《つづ》りました。そして、退院した時、九年間服薬してきた抗うつ薬の断薬に成功しました。

過去のターニングポイントでは、いずれも私が願った人生へと変わってきました。ターニングポイントのたびに、ココロも変わるというか、成長してきました。新たな間質性肺炎という病気になって入院しても、ココロが穏やかでいられたのは、うつ病でココロが鍛えられていたからだと思います。

この入院は、私がNPO法人エッセンスクラブを設立してピア・サポート活動を始めてから、五年が過ぎた頃のことでした。これまで、活動を行いながら、活動方針を探しながら、進んできました。

入院する直前まで、これから先の生活の心配や、次年度の活動予定などいっぱい考えていました。現実問題として、私の肩には、娘との生活が掛かっていました。「生活レベルを向上させるにはどうしたらよいのか。次年度の行政と協働事業をどのようにしようか。助成金の申請は、どうしようか。世の中がもっと、温かな社会になるにはどうしたらよいのだろうか」などと、ああでもない、こうでもないと、アタマの中をこねくり回して考えていました。

そして、一生懸命アタマで考える日々を送っていたら突然、間質性肺炎にかかり入院となり、人生やココロの中を深く、静かに考える時間を過ごすことになりました。私にとってこの時間は、「ゆっくり過ごしなさい」と人生の休暇をいただいたような、不思議な時間でした。

以前の入院や休職の際は、自分の体調より「会社の上司にどう思われるだろうか」「辞めさせられるかもしれない」など、相手の反応ばかり気になり、入院していても治療に専念することができませんでした。今回の入院は、これまでと違いました。自分の人生を見つめられている、ココロと行動力の成長を確認することができました。今起きていることに逆らわず、自分の人生を見守るというふうに、ゆったりと入院生活を送り、治療に専念しました。その時私が意識したことは、「間質性肺炎の治療は主治医を信頼してお任せすることと、肺の機能が回復することを願うこと」でした。と同時に、これからの私の人生の方向をしっかり見据えることに、この貴重な入院時間を使おうと覚悟を決めたのでした。

幸せな人生の地へ到着

間質性肺炎で二カ月間入院した後、退院してからちょうど一年が経ちました。その間の二〇一〇年八月に私は、今までのNPO法人エッセンスクラブを発展させたものと言える活動としてピア・カウンセリングや講師、そして執筆活動を事業とした、メンタルケアエッセンスクラブを開業しました。やはり、今回も私にとって病気や入院は、人生のターニングポイントでした。退院後も、自分のココロを静かに見つめ続けて、ココロの声を聴きながら過ごしました。そして、うつ病の啓蒙活動のため講演、幸せな人生を送るための提案、自殺対策を行政と協働で行い、ピア・カウンセラーは私の天職であると感じながら、この活動を私のライフワークとしていくことも決意することができました。しかし、決意はできたもの、不安が私のココロを襲ってきました。自分の経営能力に対して自信がなくて、大きな不安が日々襲って来るのです。「開業せずに、安定した収入を得るため、会社勤めをしようか」という、不安や恐れやあきらめのココロとの闘いでした。でも、私はココロの闘いに勝ち、勇気が湧き起こり、先に進む覚悟を決めることができました。

さてこれから、仕事、事業を継続していくために「今の私に欠けているものは何か、経営の専門家に相談しよう」とひらめきました。私が最初に足を運んだのは、五年前にNPO法人を設立する際相談した、財団法人富山県新世紀産業機構でした。相談担当の方に、これまでの経緯を説明したところ、

「事業をするには、まず、事務所を構えなさい。でないと、お客さんも、安心して訪ねていけないでしょう」

と、言われました。

「……。安定した収入があれば、事務所を借りるのですが、今はそんな余裕はないですよ」

と、私は答えました。

「一度、富山商工会議所で相談されたらいかがですか。もしかしたら、安い物件などあるかもしれないですよ」

と、言われました。

私は、胸に期待を抱き、財団法人富山県新世紀産業機構を出たその足で、紹介された富山商工会議所を訪ねました。ここでも、これまでの経緯を説明して、経営するコツを教えてほしいことを伝えました。担当の方は、

「そりゃ、まず、事務所借りないと。この近くだと、中央通りに物件があるけれど」と、独立行政法人新世紀産業機構の相談担当の方と同じように「事務所を持つ」という、回答が返ってきました。中央通りというのは、富山市の市街地にあるアーケード街で、数十年前は栄えていたのですが、今ではすっかり静かになった街でした。「そこならば、月十万以上するだろうな」と、私は家賃のことを考えていました。続けて担当の方は、

「NPO法人さんの相談は無料になりますよ。経営コンサルタントの先生を紹介しますので、申し込み用紙に必要事項を書いてください。先生とのスケジュールを調整して、またご連絡しますよ」

と、言いました。私は、経営相談の申し込み用紙に、必要事項を書いて、富山商工会議所を後にしました。

それから後、コンサルタントの先生との相談日が一週間後に決まり、再び富山商工会議所を訪ねました。受付の女性職員の方が、私を相談室まで案内してくれました。案内された部屋には、四十代半ばの男性の経営コンサルタントの先生が座っていました。私は、その先生の前に座り、まずはNPO法人エッセンスクラブの活動について説明を始めました。二分ほど説明をしたところで、さっき私を部屋まで案内してくださった女性が、慌てて部屋に入ってきて、

「赤穂さん、ごめんなさい。部屋を間違えました」

と言って、再び私を別室へ案内してくれました。

「先生から、少し遅れるという連絡が入りましたので、しばらくここでお待ちくださいね」

と言って、女性は部屋を出て行きました。説明、相談することに気合いが入っていた私でしたが、この間違いが、ふ〜っと、余分な力を抜いてくれました。一人静かに、経営コンサルタントの先生の到着を待ちました。

しばらくして現れた経営コンサルタントの先生は、六十代くらいの白髪交じりの男性で、貫禄があり、緊張が走りました。先生は、私の向かいに座り、鞄からレポート用紙を出しました。

私が、頭を下げながら
「お願いします」

と言うと、先生は
「あんた、よう五年も頑張ってきたね」

と言いました。私は、まだ何も説明していないのに、突然の先生の言葉にビックリしました。

その先生の言葉を聴いて、なぜだか私の目には涙が溢れてきました。正直に言うと、NPO法人エッセンスクラブを設立した後の私は、自助活動したい想いを、形にできた楽しい気分だけで過ごしてきたわけではありませんでした。経済的にも、精神的にも辛い時もありました。でも、弱音を吐かず、表では笑い、裏で泣きながら、頑張って活動を続けてきました。経営の実態を調べて、私にねぎらいの言葉をかけてくださった方は、初めてでした。涙が止まらない私は、思わず

「すみません」

と言って、溢れてくる涙を、ハンカチで押さえながら必死に止めようとしました。そんな私の姿を見て、先生は優しく微笑みながら、柔らかな口調で

「いやね。ここ（富山商工会議所）から、話があってから、エッセンスクラブのHPと県HPの閲覧で、法人の経営状態を見させてもらったよ」

と、言いました。私が相談を申し込んでから、この相談日までの一週間で、先生は事前にNPO法人エッセンスクラブの経営状態を調べてきてくださったのです。そうした先生の行為からも、人としての温かさや仕事に対する情熱を感じました。私にとって、相談内容よりも、先生のような温かな方とお会いできたこと、温かな方に相談できたことが、とても嬉しいことでした。

願えば叶う

しばらくの間、経営コンサルタントの先生から、NPO法人エッセンスクラブの業務内容についてのいくつかの質問が続きました。すると、以前に富山商工会議所の職員の方にも紹介された、中央通りの事務所の話が出ました。私が
「でも、そこは高いですよね」
と言うと、先生は
「ちょっと、値段を聞いてみようか」
と、携帯電話で担当の方に空き状況と値段を聞いてくださいました。事務所の家賃は、なんと一万八千円でした。私は、安さに驚きましたが「きっと古い空き家なんだろうな」と想像しました。しばらく相談をしてから、期待半分、諦め半分で、先生と中央通りの事務所を見学に行くことになりました。事務所は、商工会議所から車で数分のところでした。着いて目の前に見えた事務所は、私の予想に大きく反していました。白が基調で清潔感があり、きれいに清掃されていて、エレベーター付きの集合オフィスでした。入り口には、事務所の総合受付をしている、優しそうな女性が一人座っていました。その光景を見た時、なんの迷いもなく「ここ。決めた！」と、私

のココロが叫びました。「こんな、素敵な事務所で仕事ができるなんて、ウソみたい」と、私のココロは、飛び跳ねるように喜びました。

その集合オフィスは、富山市工業政策課によって都市開発事業の一環で作られた場所で、起業したタマゴたちを育てる意味の「インキュベータ・オフィス」と名づけられていました。そういう理由で安価だったのです。私は先生に
「先生、決めました。ここで頑張ります」

と言うと、先生は、笑いながら
「ほう。頑張ってみるかね。まさか、事務所を借りて頑張るとは思わなかったよ。それだけ、覚悟があるんだね。じゃあ、あなた自身の身体を大切にしながら頑張りなさいよ」

と、最後まで、私の身体を気遣いながら声を掛けてくださいました。そのとても温かな言葉が、私のココロに沁みました。

その後、富山市工業政策課で、事務所への入居のための書類審査と面接が行われました。入居決定通知が届くまで、不安と期待が交錯して落ちつかない時間を過ごしました。そして、一カ月後審査が通り、入居できることになりました。

私は、入居できるまでの日々を振り返っていました。ピア・カウンセリングや講演の仕事を私

の本業とする覚悟を決めて、相談へ行き、覚悟を決めて行動を起こすと、温かな人との出会いがあり、結果もついてきました。覚悟をするのではなく、覚悟ができれば、人生がスムーズに動くのだということを実感しました。

そして、事務所に入居して三日目のことです。仕事の途中、部屋の中を見渡しながら、ふと想いました。「何だか、ずっと前から居るような、居心地の良い空間だわ」。白い壁紙、トイレは男女別、共有部分の掃除は管理会社や受付の人がしてくれて、いつもキレイで清潔感があるのです。「あらッ。この空間は、二十年前の私が、パタンナーで独立して持ちたいと描いていた事務所のイメージと同じだわ」。私は、何だかとても嬉しくなりました。うつ病になって以来、「願えば叶う」をおまじないで唱え続けてきましたが、本当に願えば叶うことがまた実証されました。素敵な空間で仕事をしている時間、生活、人生すべてが幸せです。そして、私の夢は今も成長しています。今の夢が叶う日を迎えることが楽しみです。

幸せを実感するたびに、うつ病の寛解も実感することができます。「うつ病の寛解＝幸せな人生」。自分が「幸せ！」って感じられる人生を送ることが、寛解することなのです。幸せの人生にたどりつくためには、願望、決意、行動、そして継続することの繰り返しです。不安や恐れやあきらめという、自分のココロとの闘いに勝つと、自信と勇気、そして夢が手に入ることを、経験を通してお伝えしたいと思います。

感謝と戦闘態勢

現在、天職の一つとして講師のお仕事を、県内外でさせていただいていますが、その中でココロが大きく成長することができたエピソードをご紹介します。

ある日、福井県でシンポジウムがあり、柔道家の古賀稔彦さんと、フォーラムでパネリストとしてご一緒させていただく機会がありました。打ち合わせの時、司会者の方が古賀さんに

「古賀さんが、子どもたちに柔道を指導される際に心がけていることはなんですか?」

という質問をしました。その質問に対して古賀さんは

「感謝です」

続けて

「柔道着を買ってくれた両親に、感謝するようにと教えています」

と、言われました。私は、古賀さんの言葉に対して、最初は「差しさわりのない、普通の回答だわ」と思いました。その次に「でもね、世の中、感謝できる親ばかりじゃないのよ。古賀さん

のご両親ができた方だから感謝できるのよ。オリンピック選手に、ましてや世界の頂点に立たれる息子さんを育てられるご両親ですもの、感謝できるわよ」と、私のココロの中に、またいつものように、反発や対立するココロが起こってきました。

この頃の私は、自分のココロの動きについて感じていることがありました。それは、人の言葉に対して私のココロの中に湧き起こる、反発や対立するココロの裏側には、本当は、「自分もそうなりたい」と望んでいる自分がいるのではないかということです。反発や対立するココロは「そうなりたい」と望んでいるココロの信号、合図だと感じていました。本当は、そうなりたいのになれない自分がいて、なれない自分を素直に認められず、むしろ自分を誤魔化《ごまか》すかのように、発言した相手に対してココロの中で見えない戦闘態勢を取ろうとしていることに気づきかけていました。反発や対立するココロや戦闘態勢は、自分が望んでいる理想像だと教えてくれるココロの信号、合図だとわかれば、次は反発するココロを抑える方法を考えることにしました。

反発や対立するココロや戦闘態勢に使うココロのエネルギーは、ココロの疲労を伴います。私は、もう自分のココロを疲れさせたくないので、この反発しようとする自分のココロを抑えたい、できればそんなココロは起こしたくないと願いました。私は、自分の反発するココロを抑えるために、古賀さんがおっしゃった「両親へ感謝」という言葉は、私が望んでいる理想の姿だと素直に認めてみることにしました。

本当は、両親、特に母に対して感謝したいのに、ココロから感謝できない自分に以前から気づいていました。また、感謝できないことに苦しさも感じていました。この日私は、ココロに引っ掛かった「感謝」という言葉を、お土産として富山へ持ち帰ることにしました。

翌日、些細なことから、私と私の娘との間に不穏な空気が立ち込めました。私には、とても重く苦しい空気でした。これまで、その重く苦しい空気から、私のココロが乱れて娘に感情的になって会話をしてきました。その感情的になっている自分の姿もまた嫌で、ココロが疲れ切ってしまいました。とっさに「また、重い苦しい空気だわ」と、感じた私は、今回はこの重く苦しい空気を解消する方法を考えることにしました。それから二日間、感情的になる自分を抑えるために、娘とあまり会話をせず、自分のココロを見つめることに努めました。すると、私は、娘に気を遣い、娘に合わせた、娘中心の生活をしていた自分に気がつくことができました。娘に対して「気遣う」ではなく「感謝」できていないことに気づくことができました。

私は、一人でうつ病を治療してきたのではありません。娘がずっと私のそばで支えてくれていたことを、すっかり忘れていました。私が起きられない時に、食事作りや洗濯をしてくれたこと。親として見せてはいけない、見せたくない姿を見せてしまった時、娘なりに精一杯対応してくれたことなどが、走馬灯のように私の頭の中に甦ってきました。娘の存在、そして娘の支えがあったからこそ、私は「うつ病から快復したい」という願いを持つことができ、うつ病から快復したことを改めて思い出しました。同時に、ココロから娘への感謝の気持ちが湧き起こりました。感謝するのではなく、湧き起こる感謝の気持ちで、とても温かな気持ちになれました。同時に、人生で初めて感じるようなココロの温かさで、幸せを感じることもできました。

娘への感謝の気持ちが湧き起こった同じ日のことです。事務所の電話が鳴りました。電話の相手は、母でした。

「今日は、お仕事？　留守だったから、玄米を玄関の取っ手に掛けておいたわよ」

「エ～ッ。わざわざ、届けてくれたの。ありがとう。今日、仕事の帰りに取りに行こうと思っていたのよ。届けてくれてありがとう」

と、お互いに、用件だけを言って、手短に電話を切りました。

以前、知人から、玄米とあずきで作ったおにぎりは、身体を温める効果があると聞いたことがあり、昨日、母に

「玄米が身体を温めるらしいので、一度食べてみようと思うのだけれども、玄米はあるかしら。もしあれば、仕事の帰りに取りに行くわ」

と電話で話すと、母は
「ええ。あるわよ。いつでも取りにおいで」

と、応えてくれました。この会話をした翌朝、母は早速、娘の私のカラダを心配して、我が家へ玄米を届けに来てくれたのです。七十六歳という高齢にもかかわらず、わざわざ歩いて玄米を届けに来てくれた母の行動から、娘である私に対する母親の愛情が伝わり、母に対する感謝の気持ちが心の底からあふれてきました。と、同時にココロが温かくなり、涙も込み上げてきました。

母への感謝。一番感謝したい相手なのに、感謝できなくて十年間苦しんでいた私でした。「うつ病になったのは、母親の育て方が悪かったから」と、病気が治らない苛立ちを母にぶつけていた私でした。氷が解けるかのように、十年間厚く覆っていたココロの苦しみが解けて、私のココロが温かくなったことを感じることができました。すると、母の優しさを感じられる、過去のシーンが次々と私の頭の中に浮かんできました。

ある時、我が家の水道の蛇口が壊れて水漏れした時のことです。私が母に「ペンチある？」と、電話で聞くと「あるわよ」と言って、電話を切ったすぐ後に、母が冬の冷たい雨の中、雨具を着て自転車でペンチを届けに来てくれたこと。ある時は、雪が降って、私の車が雪に埋もれたとき、早朝五時頃、スコップを持って来て、私が眠っている間に除雪してくれていたこと。忘れていた母の優しさが、私の頭のスクリーンに映し出されました。過去の出来事を思い出しながら、母へのココロからの感謝の気持ちがどんどん湧き起こりました。感謝の気持ちと同時に、私は母に対して感情的な言い方をするのに、母は私に一度も感情的になって怒ったことがないことに気がつきました。私が母に感謝できないのは、母ができていない親だからだと、母のせいにして母に辛くあたるのに、そんな私に怒ることもなく、反論することもなく、むしろ申し訳なさそうに、私の言葉を黙って聞く母でした。そんな母の温かな人柄を、ようやく感じ取ることができました。母の優しさに気づかず、感謝できなかった、親不孝な自分自身のココロを素直に認めることができました。

八年前、離婚をして関西から故郷の富山へ戻る特急列車サンダーバードに乗った時の悔しさと、離婚直後の人生の目標も思い出しました。「離婚をして帰るのは、私の人生とココロを一からではなく、ゼロからやり直すためだ」と決心して大阪を出発したあの当時を思い出していました。この日、ようやく私のココロをゼロに戻すことができたと感じました。母に感謝できない私を卒業して、母に感謝できる私になれたことを実感することができて、嬉しさが込み上げてきました。母に対してココロから感謝できる、なりたかった理想の私に、ようやくなれたような気がしました。

故郷の富山に対しても、他県でお仕事をさせていただいたことで、外（他県）から見ると、内（故郷）の良さが見えてきて、感謝の気持ちが湧き起こりました。こうして、私は母や娘、そして故郷富山への感謝の気持ちを抱くと同時に、私自身のココロが柔らかく温かくなったことを感じることができました。それ以来、娘と母に対して以前よりも優しく会話ができるようになり、家族関係がよりいっそう深まったと想います。感謝するのではなく、ココロから湧き起こる感謝は、その効果として、私に幸せではなく、「幸福感」をもたらしてくれました。

あの日、お仕事をご一緒させていただいた古賀稔彦さんの「感謝」という一言が、永年厚く覆っていた私のココロの氷を解かしてくれたのです。私を講師として招いてくださった福井県シンポジウムの関係者の皆様、そして古賀稔彦さんへ、ココロより感謝申し上げます。そして、古賀さんが世界の頂点、金《ゴールド》メダルを獲得するまでの軌跡のお話を、古賀さんご本人から直接お聴きできたことは、私の人生の中の宝物の一つです。本当にありがとうございました。

◇

いつしか、細かった私のココロの芯も、太い芯に成長し、感謝、幸せ、温かさ、楽しさ、嬉しいという枝葉もつけられたようです。抗うつ薬（パキシル）を服用しなくなって一年以上経ちますが「うつ病が再発するのではないだろうか」という不安は私にはもうありません。もう大丈夫です。私は、ようやく、幸せの地へ到着できたようです。さて、このたどり着いた幸せの人生の地で、これからどのように暮らしていくかをイメージしながら、夢を育て続けて、行動を起こしていきます。うつ病の克服の際に得た、人生の過ごし方、モノの見方、ココロの切り替えの方法は、私の強い支えであり、私の人生の宝物です。これからも、素敵な出会いや出来事を楽しみに、そして、私自身のココロの成長や、私自身の人生を楽しみに、これからも日々過ごしていきたいと想います。

あとがき

本書を、最後まで読んでくださり、ありがとうございます。あなたが本当にうつ病を寛解させたいのであれば、厳しい言い方かもしれませんが、その方法は、「今のあなたの人生を人のせいにしないこと」「あなた自身の人生を見直し、軌道修正をして、勇気を持って一歩踏み出すこと」です。これが、「うつ病の寛解＝幸せな人生」を送るための方法です。

自分の人生は、誰のものでもなく、自分のものなのです。自分の人生なので、自分の想いどおりに、人生をデザインすることができます。

「自分の人生をデザインする」。私も、うつ病になって、人生をデザインしてきました。そして、勇気を持って一歩ずつ進んできました。勇気を持って進んでいたら、応援し、支援してくれる人とたくさん出会うことができました。うつ病にならなければ、出会えなかった温かな方々です。言い方を換えれば、うつ病になったから、出会えた人たちです。そして、「NPO法人エッセンスクラブ」のピアサポート（自助）活動を一緒におこなってくれた有志の会員の皆さんの支えが、励みになり、勇気となり、私は病気から快復し、寛解することができました。この場をお借りして、会員の皆さんにお礼申し上げます。

そして、主治医の荒井秀樹先生は、六年間の長きに亘り、私の治療を行い、体調や仕事面での相談に乗ってくださいました。うつ病の通院、治療は長い歳月を要します。その間、荒井先生が温かなお人柄と優しい笑顔で治療にあたってくださったお陰で、寛解する日を迎えることができました。そして、現在のピア・カウンセリングや講師というお仕事ができているのも、荒井先生の助言があったからです。心よりお礼申し上げます。

二〇一一年、奇しくもこの本の編集中に、東日本大震災が起こりました。その後も、各地で、地震や余震が続く中、福島県原子力発電所の爆発事故により、関東では計画停電が実施されました。大変な中、編集作業を続けてくださった、星和書店編集部・桜岡さおり様をはじめ、スタッフの皆様、そして、患者である私の原稿を、三度も刊行してくださいました、株式会社星和書店石澤雄司社長。このような、温かな皆様と、この本を仕上げられたことを嬉しく幸せに想います。皆様に心より感謝と御礼を申し上げます。

そして、被災に遭われた皆様に、謹んでお見舞い申し上げます。一日も早い復興と、平穏な日常生活が戻ることを、心から願っています。私は十六年前、阪神大震災を体験しました。現在、被災された方々に対して、今の私ができることを、当時を振り返りながら考えました。それは、わずかですが、義援金をお送りすることや、節電をはじめ生活の中でいろんな節約をすることです。それから、家族や周囲の方とココロを寄せ合うことです。まずは、一人ひとりがココロもカラダも、健やかに過ごし、それから、支え合える、助け合えるように自分の力を蓄えましょう。身近なできることから少しずつ始めましょう。

温かな人と出会い、幸せな人生をデザインしながら、一緒に進みましょう。この本が、あなたの幸せな人生の参考書になりますように。私も、これからずっと、限られた人生の時間を大切にして、幸せな人生をデザインし続けて生きていこうと思います。

幸せな人生を送る人が増えれば、世の中も平穏な社会になると思います。うつ病を発症して、辛い思いをする人が、少なくなることを願っています。

赤穂　依鈴子

著者紹介

赤穂　依鈴子（あこう　えりこ）

ピア・カウンセラー。NPO法人エッセンスクラブ理事長。とやまcocolo会会長。

富山県富山市生まれ。

2001年7月うつ病と診断され，2010年1月頃より寛解する。

2005年5月，NPO法人エッセンスクラブを設立し，セルフヘルプ活動を始める。

2006年12月より，富山県自殺対策推進協議会委員に委嘱される。

2009年3月，NHK富山放送局より感謝状が授与される。同年12月，「癒し茶屋」（NPO法人エッセンスクラブ活動事業）が，内閣府編集「自殺対策白書」に掲載される。

2010年6月，第7回日本うつ病学会総会 交流の広場にて，セルフヘルプグループ活動について発表。同年8月，メンタルケアエッセンスクラブ開業。

現在，うつ病啓発・自殺対策などをテーマに，県内外で講演活動を行う。行政との協働事業にも取り組む。テレビ，ラジオにも出演。

著書：『バニラエッセンス～うつ病からの贈りもの～』（星和書店，2009），『DVDで学ぶ「みんなのうつ講座」』（共著，星和書店，2009）

＊メンタルケアエッセンスクラブ
URL:/http://www.essence-club.org
＊NPO法人エッセンスクラブ
URL:/http://esse-cl.com
＊とやまcocolo会
URL:/http://cocolo-kai.net

うつ病快復のエッセンス

2011年8月16日　初版第1刷発行

著　者　赤穂依鈴子

発行者　石澤雄司

発行所　株式会社星和書店

〒168-0074　東京都杉並区上高井戸1-2-5

電話　03（3329）0031（営業部）／03（3329）0033（編集部）

FAX　03（5374）7186（営業部）／03（5374）7185（編集部）

http://www.seiwa-pb.co.jp

Printed in Japan　ISBN978-4-7911-0780-3

DVDで学ぶ
みんなのうつ病講座

医師と患者が語る、
うつ病の理解と付き合い方

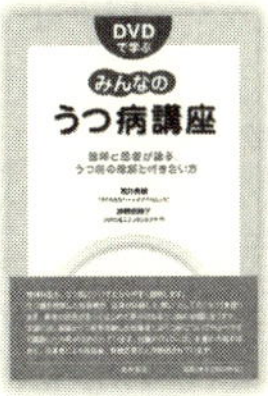

［著］**荒井秀樹／赤穂依鈴子**

A5判　120頁　本体価格 2,500円

DVD1枚（収録時間：3時間1分）

精神科医が、うつ病についてわかりやすく説明。うつ病を経験した当事者が、自身が体験した'病い'としての「うつ」を語る。両者の視点があって、はじめて厚みのあるうつ病の知識となる。本書には、医師とうつ病を体験した当事者とが、うつ病についてわかりすく講義した内容が収められている。付属のDVDには、本書の内容のほかに、当事者による座談会、質疑応答などが録画されている。

「DVDで学ぶ みんなのうつ病講座」DVDの内容

プロローグ

家族心理教育 1　うつ病の原因、症状

家族心理教育 2　うつ病の回復経過、治療

家族心理教育 3　周囲の対応、職場の対応

講演：辛くて苦しかった分幸せになれた人生～うつ病を乗り越えて～

講演：うつ病の理解の仕方 周囲に望むこと～うつ病を体験して～

座談会

エピローグ

発行：星和書店　http://www.seiwa-pb.co.jp　価格は本体(税別)です

いやな気分よ、さようなら

自分で学ぶ「抑うつ」克服法

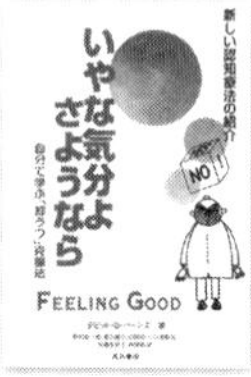

［著］デビッド・D・バーンズ
［訳］野村総一郎、夏苅郁子、山岡功一、
小池梨花、佐藤美奈子、林 建郎
B6判　824頁　本体価格 3,680円

本書は発売以来、英語版で300万部以上売れ、「うつ病」のバイブルと言われている。抑うつを改善し、気分をコントロールするための認知療法を紹介。抑うつや不安な気分を克服するための最も効果的な科学的方法を、本書を読むことにより、学んでください。今回の第2版は、初版よりも324頁増えて、824頁の大著となった。最近の新しい薬の話や脳内のメカニズムについて、分かりやすく詳しい説明が追加されている。

フィーリングGood

ハンドブック

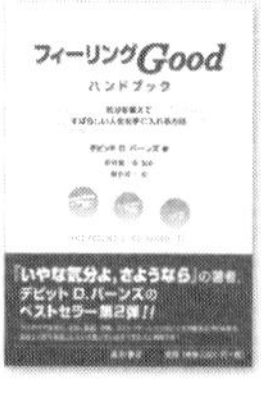

気分を変えて
すばらしい人生を手に入れる方法

［著］デビッド・D・バーンズ
［監訳］野村総一郎　［訳］関沢洋一
A5判　756頁　本体価格 3,600円

抑うつの認知療法を紹介し大ベストセラーとなった『いやな気分よ、さようなら』の続編。うつだけではなく、不安、緊張、恐怖、コミュニケーションなどにも対象を広げた本書は、誰にとっても有用。

発行：星和書店　http://www.seiwa-pb.co.jp　価格は本体(税別)です